陈志霞

主编

诊室的故事

怀孕那些事儿

U0745501

全国百佳图书出版单位
中国中医药出版社
·北京·

**图书在版编目（CIP）数据**

诊室的故事：怀孕那些事儿 / 陈志霞主编 .--

北京：中国中医药出版社，2025.3

ISBN 978-7-5132-9308-2

Ⅰ . R715.3-49

中国国家版本馆 CIP 数据核字第 2025AR0662 号

---

**中国中医药出版社出版**

北京经济技术开发区科创十三街 31 号院二区 8 号楼

邮政编码　100176

传真　010-64405721

北京盛通印刷股份有限公司印刷

各地新华书店经销

开本 787×1092　1/16　印张 12.5　字数 155 千字

2025 年 3 月第 1 版　2025 年 3 月第 1 次印刷

书号　ISBN 978 - 7 - 5132 - 9308 -2

定价　59.00 元

网址　www.cptcm.com

服 务 热 线　010-64405510

购 书 热 线　010-89535836

维 权 打 假　010-64405753

微信服务号　zgzyycbs

微商城网址　https://kdt.im/LIdUGr

官 方 微 博　http://e.weibo.com/cptcm

天猫旗舰店网址　https://zgzyycbs.tmall.com

# 序

在生命的长河中，怀孕无疑是一段神秘而又神圣的旅程。它不仅关乎个体的健康和未来，更是维系人类繁衍和社会延续的重要环节。然而，对于许多准父母来说，这段旅程充满了未知和疑惑，他们渴望了解和掌握更多关于怀孕的知识，以便更好地迎接新生命的到来。

《诊室的故事——怀孕那些事儿》就是这样一本应运而生的科普书籍。它以通俗易懂的语言，生动具体的案例，为读者揭开了怀孕过程中的种种奥秘。从孕前的准备到孕期的保健，再到产后的恢复，书中涵盖了怀孕的方方面面，旨在为读者提供科学、全面的指导。

我的学生陈志霞医生从事妇科临床工作近 20 年，她带领的编写团队是一群热爱妇产科事业的专业人士，她凭借丰富的临床经验和深厚的医学知识，为广大读者提供了一本既专业又贴心的怀孕指南。在这本书中，您将读到关于如何科学备孕、如何监测排卵、如何应对孕期的各种不适、如何选择分娩方式等实用信息。这些内容不仅基于最新的医学研究，还结合了编者们在临床实践中的宝贵经验。

值得一提的是，本书在内容的呈现上力求贴近生活，用故事的形式让读者感受到怀孕过程中的喜怒哀乐。每一个案例都是发生在我们身边的故事，让读者在阅读的过程中产生共鸣，同时也能从中获得启发和指导。

此外，本书还特别关注了孕产妇的心理健康，强调了孕期情绪管理的重要性。我们知道，孕期不仅有身体的变化，更有心理的挑战。书中提供了多种缓解压力、调节情绪的方法，帮助孕产妇保持良好的心态，以最佳的状态迎接新生命。

在这本书的编写过程中，我们也深刻体会到，怀孕不仅是女性的事情，更是整个家庭乃至社会的责任。同时，书中还特别强调了家庭成员，尤其是丈夫在妻子孕期中的作用担当，希望通过这本书，能够唤起更多人对孕产妇的关爱和支持，共同营造一个温馨、和谐的孕产环境。

很高兴能读到如此有趣而有用的科普书籍，乐以提笔为序，向读者推荐之。希望读者能够通过这本书，更加深入地了解怀孕的科学知识。亦希望此书能够成为广大孕产妇的良师益友，帮助她们更加自信地面对孕期的各种挑战，陪伴她们度过这段特殊而美好的时光。

黄健玲

2024 年 11 月 10 日

黄健玲，广东省中医院妇科主任中医师，教授，博士生导师，广东省名中医，岭南名医，第三批全国中医药专家学术经验继承工作指导老师李丽芸教授的学术继承人，第六批全国中医药专家学术经验继承工作指导老师。

# 前　言

―❀―

当您翻开这本书的时候，可能正怀揣着对未来生命的憧憬，或是对孕育之路感到好奇。不管怎样，欢迎走进《诊室的故事——怀孕那些事儿》，这里有笑有泪，有知识有故事，更有一群专业而又不乏幽默感的医护人员，等着与您分享关于怀孕的那些事儿。

有人说，怀孕是女性的第二次生命，她会让您体验到孕育生命的神奇，也会让您在经历"害喜"的羞涩、腰围的扩张、生产的阵痛中感受人生的历练。没错，怀孕是女性天生的一项神奇能力，它能让您在短短9个多月里，从"小仙女"变成"超级妈妈"。但这个过程可不是简单让"肚子变大"那么简单，它涉及的生理变化、心理挑战、家庭角色的转变，足以让一部史诗级的大片都相形见绌。

在这本书中，我们会像好朋友一样，和您聊聊那些在怀孕过程中可能遇到的尴尬事儿、搞笑事儿，甚至是一些让您意想不到的小插曲。比如，您知道孕妇的脚可能会因为水肿而变得像米其林轮胎一样可爱吗？或者，您听说多喝豆浆可以让子宫内膜增厚，帮助怀孕？听到这些，您是不是哑然失笑？但这些却是真实存在于现实生活中的。

在这本书中，您会了解到关于孕前准备、孕期保健、产后恢复的各种实用信息。我们会告诉您如何通过监测基础体温来了解自己的排卵情况，也会分享一些关于叶酸补充的小贴士等；还有在备孕过程中如何通过调整饮食达到营养均衡和养生等小建议。更重要的是，我们会用通俗易懂的语言，解释那些看似复杂的医学术语，让您在轻松愉快的阅读中，掌握科学的孕育知识。

此外，我们还会带您一起探索那些让人啼笑皆非的知识误区。比如，用了雄激素，胎儿就会变成男性吗？长了子宫肌瘤就一定会不孕吗？宫颈糜烂是不是一种吓人的疾病？这些有趣的小知识，不仅能增长您的知识，还能帮助您更好地理解自己的身体变化。

在这本书的编写过程中，我们收集了许多真实发生在诊室里的小故事。这些故事或许会让您会心一笑，或许会让您感到温馨感动。但无论如何，我们都希望这些故事能给您带来一些启发和帮助，让您在怀孕这条既充满挑战又充满乐趣的道路上，走得更加从容不迫。

最后，我们要感谢每一位读者的陪伴。您的每一次微笑、每一次点头，甚至是每一次翻白眼，都是我们前进的动力。我们希望《诊室的故事——怀孕那些事儿》能成为您孕期的好朋友，陪伴您度过这段特殊而又美好的时光。同时，我们也想说，如果您在阅读中发现了疏漏与不足，请提出宝贵意见。

《诊室的故事——怀孕那些事儿》编委会

2024 年 11 月

上篇　孕前

## 中篇　孕期

## 下篇　产后

上篇

孕前

# 天选之子

## 宝宝从哪儿来

在日本的民间传说中，宝宝是在竹林里面被捡到的；在奥地利的童话故事中，是仙鹤衔着襁褓，把婴儿送到年轻的父母手中的；在我国的神话传说中，是送子观音把宝宝送到母亲怀里的。宝宝的到来是一个奇妙的事情，它饱含着父母浓浓的爱情，又蕴含着生物学和生命的神奇力量。但为什么有些人总是没有得到送子观音的眷顾呢？例如欣欣，结婚好久了，肚子却迟迟没有动静。

欣欣是个羞涩的年轻姑娘，就诊的时候，她在我的面前一坐下就红着脸，吞吞吐吐地说："医生，我结婚5年了，家里人总是催我赶快生孩子，可我怎么也怀不上。"我问："你们是结婚5年一直没避孕也没怀上吗？"欣欣的脸更红了，低下头小声说："我那方面不行！医生，能有其他的办法帮我怀孕吗？"我仔细一问才知道，原来她结婚5年了，还没有性生活！我一下子急了，详细了解了一下，原来，因为她从小接受了长辈们一些封建观念的影响，导致她对性生活非常惧怕，好在丈夫很心疼她，从不勉强，结果结婚5年还没有正常的夫妻生活。不明就里的老人们都急了，不断催着她看医生，她这才羞答答地走进了诊室，希望能借助一些其他的办法，比如人工授精等等，帮助她怀孕。

看着这个内向又害羞的姑娘，我便问她："你知道宝宝如何诞生的吗？""我知道，但是，但是……"欣欣红透了脸。我轻声说道："新生命的诞生需要由一名男性和一名女性合力创造，从生理学上来讲，这是很自然的事情，不需要感到不好意思的。"

从生理学的角度来讲，由男性睾丸产生，成熟后储存在附睾中的特殊生殖细胞，称为"精子"。正常成熟男性的一次射精，就可排出数千万至数亿条精子。精子通常有一头一尾，头部包含细胞核，而尾部则聚集着大量的线粒体，线粒体所提供的能量可让它们快速游动以找到目标——一个叫作"卵子"的细胞。当男性和女性的身体结合到一起，男性的精子通过射精排出后进入女性的阴道，女性的生殖道使精子的理化性质和生物学特性发生改变，精子因此获得了参与受精的能力，这个改变的过程叫作"获能"。接着，获能的精子会努力地游向女性的子宫，奔向卵子。

卵子在卵巢中产生。卵巢是女性的生殖器官，在盆腔中左右各一。通常具有生育能力的女性，每个月只有其中一侧卵巢中的一个卵泡能发育成熟并排出卵子，这个过程称为"排卵"。排出的卵子会被输卵管摄获并辅助运送。来自卵巢的卵子被摄入输卵管后，将在这里与精子汇合。

现在，我们来看看精子是如何杀出重围，邂逅卵子的。几亿个精子不仅要拼命通过充满黏液的子宫颈，也要提防人体防御卫兵——白细胞的识别与吞噬，还要提防输卵管中稠密的绒毛阻碍自身运动，可以说是披荆斩棘才能遇到珍贵的卵子。当精子成功游向卵子时，它会遇到卵子外包绕的屏障——透明带，聪明的精子利用头部的溶解酶将胶质融化，开辟出一条进入卵子的通道。其中综合素质最强的精子将首先成功穿过卵子的外层，使其核心与卵子的核心融合在一起，即精卵细胞核相融合，这个奇妙的过程被称为"受精"。一般来说，卵子只偏爱第一个"勇士"精子，之后它的透明带性质会发生改变，使后来的精子不易进入，这个反应称为"透明带反应"。

输卵管的壶腹部像一个宽敞的房间，幸运的精子在这里和卵子完成了受精。一旦受精完成，就成为受精卵了！受精卵会开始发生一系列的变化。最初它只有一个细胞，但随着时间的推移，这个细胞会复制分裂，变成两个、四个、八个……不断发育，这就是早期囊胚（亦称桑椹胚）。不断发育的受精卵在输卵管内纤毛的输送下进入子宫。正常情况下，这个输送过程约一周的时间。发育的受精卵住进了子宫这个温暖的"房子"里，称为"着床"。并最终在子宫里长成一个完整的宝宝，这个过程就是我们所说的"胚胎发育"。足月产宝宝在母亲的子宫中生长时间为九个月。在这个过程中，宝宝的身体逐渐形成，各个器官也逐渐发育完善。最后，当宝宝准备好来到这个世界时，母亲会经历一段称为分娩的过程，从而迎来宝宝的诞生。

中医学认为，宝宝的诞生离不开"精"。《素问·金匮真言论》曰："夫精者，身之本也。"中医学的精，又称精气，泛指人体内一切有用的液态精华物质。它既包括禀受于父母的生命物质，称先天之精；又包括后天获得的水谷之精，称后天之精。而先天之精在后天之精的充养下合化为生殖之精，是形成胚胎、繁衍生命的根源。新的生命是由父母生殖之精结合、孕育而成，来源于父母的先天之精是生命的本源和根本。

此外，宝宝的到来也受到父母之间的爱情、关系、年龄、饮食营养、运动作息、外界环境、时机等因素的影响，多方合宜，精卵结合，宝宝才能在母亲宫腔中茁壮成长，最后顺利娩出。

我告诉欣欣："新生命形成的这一过程，是'天时、地利、人和'的过程。因此，人们把宝宝的诞生比喻为爱情的结晶，这是再恰当不过了。但形成新生命，需要准父母们有爱情、家庭和经济多方面的准备。正常的夫妻生活是前提条件。"欣欣听了我的话，看起来放松了不少。我接着讲道："虽然随着医学的发展，辅助生殖技术飞跃发展，的确不需要经过夫妻生活便可以让女性孕育新生命，但那是不孕夫妇迫不得已的最后选择。医学以人为本，终究要让人们进入正常的家庭生活，为宝宝营造和睦的生长环境。"

我向欣欣详细地介绍了一些女性生殖健康的知识，检查了她的生殖系统，并没有发现她有发育畸形或其他的妇科疾病，于是建议她首先解决性生活这一问题，摆脱错误的性观念影响。

复诊的时候，欣欣的丈夫和她一起来了，她告诉我一个喜讯：夫妻生活终于成功了。望着小两口拉着手走出诊室，我知道他们很快就会得到送子观音的眷顾了。

（余悦　梁嘉丽　高倩）


# 生男生女的奥秘


男女有别，生理、体能、心理、社会行为迥异，加之"传宗接代"的宗族文化、提供劳动力的社会需求等因素影响，生男生女一直都是人们关注的话题。民间许多家庭为了能够得到男胎，就发明了一些所谓的土方法。有的说肌肉注射丙酸睾丸素（又名丙酸睾酮）可以生儿子，有的说用小苏打溶液冲洗阴道可以生儿子，甚至是经常吃某种食物，或服用某个偏方可以生儿子。那么，这些方法真的能够改变男女的性别吗？

38 岁的张女士走进诊室，一坐下就跟医生说："我们老家有个偏方，一怀孕就打一种针，听说是雄激素，连打 3 个月，女胎就会变为男胎。医生，我怀孕后能不能也打这种针？"我摇摇头告诉她："从你怀孕的那一刻，精子穿过透明带与卵子结合为受精卵的时候，胚胎性别就已决定，是没有办法改变的。"张女士大声说道："不可能，我们老家有人就是打了针，最后就生了男孩的。"面对张女士的不信任，我只能更加耐心解释。

从基因角度而言，来自父亲的染色体能够"一锤定音"。男女胚胎的形成过程始于受精，初始的受精卵基本构造相同，都是一个单个的、常染色体状态的细胞核。这个细胞核含有 23 对染色体，其中 22 对染色体携带着我们与性别无关的遗传信息，最后的染色体组则决定了我们的性别，也就是我们所说的 23 号染色体。

不同的 23 号染色体代表着不同的性别。在我们的 23 号染色体中，X 和 Y 是性染色体，Y 染色体只存在于男性中。如果受精卵获得了一条来自母亲的 X 染色体和一条来自父亲的一个 X 染色体，就会发育成一个女孩。如果受精卵获得来自母亲的 X 染色体和来自父亲的 Y 染色体，Y 染色体将决定这个胚胎的性别，即受精卵会发育成男孩。所以，XX 是女性，XY 是男性。

看着张女士有些迷茫的神情，我接着说道："我们的性别是由染色体决定的，一旦怀孕后，宝宝的染色体是没有办法改变的，不论你用什么样的药物都是没办法改变孩子性别的。你老家的人最后生了一个男孩，是因为她本身怀的就是男孩，和她用药是没有关系的。"

张女士接着说道："那有什么办法能让我怀男孩吗？"我严肃地告诉她："生育中，人为选择某一性别的宝宝有违伦理，也影响社会的有序和谐发展。如果受性别偏好的心理需求驱使，尝试一些传闻中的方法。比如用苏打水清洗阴道，可以让身体处于碱性环境，容易怀男孩的说法，是没有科学根据的，并且会打破人体的酸碱平衡状态。女性阴道中有自己的微生态平衡，人为操作会破坏平衡，之后反而会带来阴道炎症等问题，只会徒增受孕的障碍。"听完我的话，张女士陷入了沉思。

所以，生男生女的真相就藏在这小小的性染色体中。然而，是什么因素使携带某个特定性染色体的精子成为卵子竞争大军中的佼佼者，或者说影响卵子更易接纳携带某个特定的性染色体的精子？

相关研究表明，地震、战争、男方心理压力、父母年龄、受孕季节、排卵时间和饮食等可能为影响性别的因素，这些因素可能通过压力应激、炎症、内分泌变化等机制发挥作用。

### 1. 自然灾害、战争、经济危机与出生性别

一项针对 19 世纪出生样本的研究认为，刚受孕时，男性胚胎的比例多于女性，这可能是由激素水平影响导致的。但是，携带 Y 染色体的精子在应激状态下的抵抗力更差，更容易被淘汰。在历史上，第一次世界大战期间、1995 年日本地震中男孩出生性别比都有所降低。

### 2. 受孕季节与出生性别

一项回顾分析 2006 ~ 2008 年中国东北地区分娩数据的研究发现，

出生性别比随月而变化，与春季怀孕的母亲相比，夏季和冬季怀孕的母亲更有可能分娩女孩。

### 3. 排卵及同房时间与出生性别

伊朗的一项回顾性研究认为，通过排卵时间和饮食指导受孕，获得偏好性别的宝宝的概率增加。该研究认为，卵泡成熟后，在排卵前一两天同房，生女孩概率增加，而在排卵日同房则生男孩的概率增加。理由是携带 Y 染色体的精子头部小，DNA 含量较低，比携带 X 染色体精子游动的速度更快。不过，这只是理论上的推测。

### 4. 饮食、生活因素与出生性别

当男性身体受到环境压力源（如高温、空气污染和化学物质）的影响时，精子活力和生育能力下降，而携 Y 染色体的精子抵抗力更差，生女孩的可能性增加。有研究认为，富钠、钾元素食物的组合会增加生男孩的可能性，富钙、镁和低钠、钾元素的食物会增加生女孩的可能性，这可能是通过离子与激素水平的变化而影响妊娠结局。当然，凡事过犹不及，吸烟、病毒感染、饮食结构明显异常等因素对人体健康及生育力的损害不容小觑，届时就不是生男生女的问题了。

如今，不孕不育患病率逐渐上升，我们怀着美好的希望来寻求不孕症的治疗，不管男孩女孩都好，顺利怀上、顺利优产才是最好的结局。

从医学的角度来讲，如果孕期通过注射雄激素来控制胎儿性别，不但不能把女胎转为男胎，还存在胎儿生殖器官畸形的高风险。例如假两性畸形，这些畸形将痛苦伴随孩子终生。因此，张女士的想法是万万不可行的！

（余悦 梁嘉丽 高倩）

# 等待好孕来敲门

几个月前，鹿鹿来医院就诊，一进诊室就说道："医生，我已经备孕 1 年多了，但一直都没有怀上，我不会有什么大问题吧？"我安慰道："你先别着急，先告诉我你的月经周期怎么样啊？一般多久来一次，一次来几天啊？"鹿鹿一下子打开了话匣子："医生，我的月经一般 7 天就干净了，但是来的时间总是往后推迟，有的时候推迟一两周，有的时候三个月才来一次，但是也没有其他的不舒服，这和我怀孕有什么关系吗？"听了她的话，我说："女性的月经与排卵密切相关，我们根据女性的月经周期推测排卵期，在排卵期同房会增加受孕的概率。如果一个人的排卵不规律，就会表现为月经不正常，这是很多女性一直无法受孕的重要原因。""哦，原来如此，那我是不是要先调理一下自己的月经周期啊。"我笑着点点头。于是，鹿鹿一直定期就诊，月经逐渐正常了。

但这次来诊时，鹿鹿说："医生，我按你的要求吃药调理，这几个月的月经都很规律，但是这次月经已经推迟 2 个月没有来了。"听了她的话，我微笑地让她去查尿妊娠试验，鹿鹿拿到检验报告的那一刹那，眼睛顿时亮了起来。

"怀了！"这是一个多么令人兴奋的时刻，但也是一个需要及早发现、认真对待的重要时期。喜悦的同时，我们还要警惕一些不确定因素，及早开始孕期保健并规划生育计划。下面我们一起来看看如何了解自己是否怀孕。

身体的早期变化可以作为"好孕到来"的征兆，虽然怀孕早期的体征和症状因人而异，但大多数女性会经历一些共同的早期体征。

最容易被关注到的是月经的改变。如果你的月经总能准时到来，但这个月它却迟迟没有出现（推迟超过 7 天），那么这可能是怀孕的表现；如果自身经期本来就不规律，就很难单用推迟时间来断定是否怀孕。此外，月经推迟可能并不总是意味着怀孕，也可能是因为压力、疾病或其他因素造成的。

怀孕后，由于体内激素水平的变化，还会出现其他的一些症状和体征。50% 的孕妇在怀孕 6～12 周期间会出现程度不等的晨吐症状，孕期女性的乳房会感觉更加敏感、更加柔软，乳晕的颜色也会变深。怀孕后孕激素水平增高，基础体温水平升高。因此，基础体温持续升高 3 周以上，这也是妊娠表现之一。此外，还可能会出现尿频、嗜睡、头晕、食欲增加、疲倦感等。

怎么知道自己怀孕了呢？

较为准确、方便的方法，是采用早孕试纸进行测试。从受精卵着床时开始，妊娠滋养细胞会产生人绒毛膜促性腺激素（HCG），早孕试纸可以通过检测尿液中的 HCG，从而初步确认是否怀孕。在受精卵着床后，体内的 HCG 水平逐渐上升，排卵后 14 天的血清 HCG 浓度可达约 100U/L。早孕试纸灵敏度高，一般 50IU/L 即可测出，检测时留取晨尿更佳。虽然整体上早孕试纸的检测敏感性和准确性较高，但孕周数较早、尿液过于稀释、试纸质量不佳等因素都会对结果有所影响。因此，我们建议去医院做进一步的检查，以便更好地确认是否怀孕。

用于确认怀孕的准确方法，是血 HCG 定量和超声检查。

在早孕期间，血 HCG 水平通常为隔日翻倍式增长，因此抽血检查准确率高。妊娠 30 天 HCG > 100IU/L，妊娠 40 天 HCG > 2000IU/L，妊娠 56～70 天峰值可达 50000～100000IU/L，此后胎盘功能完善，

HCG 水平迅速下降。但由于无法鉴别宫内妊娠、异位妊娠及妊娠滋养细胞疾病等，我们还要结合 B 超辅助检查。

在孕早期，B 超可以检测到孕囊和胚胎，同时还可以确定当前孕周数，排除异位妊娠或滋养细胞疾病。

总的来说，一些早期的体征和症状可以作为"好孕到来"的参考，但也不能完全依靠它们，最终还是要结合 HCG 和 B 超来诊断。无论结果是否怀孕，女性在备孕期间应该保持健康的生活方式和饮食习惯，以更好的状态迎接宝宝的到来。

（余悦　梁嘉丽　高倩）

# 备孕之事

## 好孕的时机

在日常生活中，我们会注意到一些奇怪的现象。例如，学者的儿子痴呆残疾，成为社会和家庭的负担；没受过高等教育的父母却养育出了聪颖健康的孩子，引来一片艳羡，被称为"来报恩的孩子"。这是上天的安排，还是我们准备工作没做好？

这绝对不是命运的安排，而与我们是否遵循优生优育的科学规律有关。

优生优育观念在中国传统文化中源远流长。早在3000多年前，太姜、太任、太姒三位伟大的母亲为华夏民族培养了三位圣人——周文王、周武王和周公。据《礼记》记载，太任在孕育周文王时，非常注重胎教，目不视恶色，耳不听淫声，口不出恶言，由此而成为胎教的典范。后世为了纪念这三位母亲，遂把妻子称为"太太"，这个称呼也蕴含着人们对优生优育的美好期望。

明代医家张景岳在《妇人规·子嗣类》的开篇要旨《宜麟策》中着重提出生育聪颖孩子的方法，可概括为"天时、地利、人和"，体现了优生优育理念。即使在今天，他的观点仍有值得称道之处。"天时"包括最佳生育年龄及最佳受孕状态、季节与月份等方面。有的家庭格外重视天时，乃至要翻老皇历来计算夫妇同房时间，结果造成夫妇精神格外紧张而不孕。"地利"包括社会环境、生活环境等。如某些国家政治动荡、军事冲突，则不宜前往旅行结婚、备孕。社会环境往往不能以人的意志来改变，只能通过营造一个宜居的生活环境，为孕育胎儿做准备。例如，选择安静舒适、光线充足的卧室，环境温度适宜，家具不宜太多棱角，以免造成意外伤害。"人和"即夫妻之道、家庭关系，也包含了女方的孕育条件。

优生优育是国策，也是每个家庭的美好愿望。许多新婚夫妇都为此来门诊咨询。年轻的晓丽夫妇就是这么一对，他们新婚不久，备孕前来找我咨询。

晓丽问："医生，我们准备要个宝宝，什么时候怀上最好呢？"

我告诉她，根据中医的经典理论，女子平均 14 岁便出现"月事以时下"，即月经初潮，初步具备生育功能，但这并不是最佳的生育年龄。如果年龄过小（小于 18 岁），则怀孕后对自身的健康和胎儿的发育均不利；21 岁左右，女子肾气旺盛，生殖功能健壮，可以孕育胎儿；23～25 岁，女子身体发育完全成熟，这个阶段体质最好，机体的免疫力和适应能力较强，肌肉弹性好，骨盆韧带扩展度较强，且这个年龄的女性往往已经走上工作岗位，具备了经济基础。如果在这个年龄阶段怀孕，妊娠、分娩往往较顺利。30 岁左右，身体盛壮，仍然有较好的生育能力，适合孕育。如果超过 35 岁，生殖功能开始走下坡路，则胎儿畸形率上升，胚胎停止发育的风险高，出现妊娠并发症和难产的概率也大大增加。因此，21～30 岁被认为是女子最佳的生育年龄，最好不要超过 35 岁。由于现代社会竞争激烈，生活压力较大，有的人等到事业有所建树时，已错过最佳生育年龄，往往需要借助辅助生育技术。有的人年近50还希望生育，从母体健康角度出发，并不足取。晓丽现在25岁，正处于最佳生育年龄。

晓丽问："我丈夫比我大4岁，他处于最佳生育年龄吗？"

我说道："男性在25～35岁身体强壮，且已经工作了一段时间，已经为新生命的到来奠定了物质基础，当然也是最佳生育年龄。选择最佳生育年龄孕育胎儿，'交而孕，孕而育，育而为子，坚壮强寿'，符合优生优育原则。"

晓丽又问："医生，有人说春天万物生长，春天怀孕最好，请问是不是呢？"

我摇了摇头，答道："更多的资料显示，春天并不是受孕的最好季节。看似生机勃勃的春天，有可能对很多孕妈妈造成困扰。冬末春初是各种流行病高发的季节，例如流感病毒、诺如病毒、风疹病毒等，这些病原体对3个月内的胎儿影响尤其大，可导致胎儿畸形。"

"当然，若夫妻双方都是健康人，春天也是可以备孕的。"我强调了一下，又说："对于最佳受孕时间有各种不同的观点，但主要还应根据自己所处的地理环境、家庭、工作等各种条件选择。一般认为，怀孕前3个月，正是胎儿神经系统发育的关键时期，需要外界适宜的温度和合理的营养条件以保证胎儿发育，人们认为最好选择6～8月份受孕。怀孕早期，孕妇多有恶心、挑食、嗜酸等变化，而6～8月正是各种蔬菜瓜果上市的时节，品种多，质量好，新鲜可口，能增进孕妇食欲；中期妊娠后，天气转寒冷干燥，孕妇食欲改善，对胎儿的生长发育较为有利；临产之时，正是春末夏初，天气温暖湿润，孩子出生后哺乳、洗澡不易受凉；

婴儿逐渐长大，进入秋冬季节，需要添加辅食的时候，又避开肠道传染病的高峰。因此，选择6～8月怀孕，不仅对母体有利，也为孩子的健康成长创造了有利条件。"

"受孕的时间，这个不是绝对的，每个家庭都各有不同。"我笑着说："对不孕不育的患者来说，几度春秋，历经良辰美景而不得孕，则不宜苛求最佳季节。在治疗期间，夫妻均应调和身心，尽早怀孕。中医强调'氤氲之候'，相当于西医学的'排卵期'，选择在排卵期间适当增加房事，有利于受孕。"

（钟秀驰　刘魏思）

# 八法助您好孕

我给晓丽讲了优生优育的"天时"和"地利"，晓丽继续她的十万个为什么，又问道："那备孕时我要注意什么呢？怎样才能达到最佳的受孕状态呢？"

我说："最佳的受孕状态，主要是指夫妇双方健康状态最佳，工作环境、生活环境都处于稳定状态，男精壮，女经调，容易受孕，也符合优生优育原则。"

"首先，酒后不入室。东晋诗人陶渊明嗜酒如命，尽管他才华横溢，为后世留下不少著名的诗篇，但他的子女们却愚笨低能，晚年他才悟出是'杯中物'的贻害。酒后不入室是古训。西医学研究也表明，酒精有致畸作用。备孕的夫妻双方，都应该戒酒。"

诊室的故事——怀孕那些事儿

"其次，带病不怀孕。如果夫妻中一方患有疾病，例如肺结核、传染性肝炎、系统性红斑狼疮、感染性发热、甲亢或甲减等疾病，应先治疗疾病，待病情稳定或痊愈后再怀孕。"

"另外，停药才怀孕。如果因治疗疾病需要服用某些药物，有些药物需要维持治疗，应向医生说明生育要求。例如，甲亢或肝炎的患者病情稳定后，如计划怀孕，需改为适合孕妇服用的药物。如果长期服用避孕药，最好在停药3个月后怀孕。一些特殊的药物，应当在医生指导下备孕。"

晓丽频频点头，又问："医生，备孕时我们夫妇要如何调理，身体才能达到最佳生育状态呢？"

看来"人和"这个条件，才是我们最关心的问题啊！我笑道："来，我给您面授机宜，介绍一下岭南妇科名医李丽芸的'嗣育八要诀'。"

李丽芸教授提出的《嗣育八要诀》：

### 1. 种子先调经

月经不调的女性，尤其是三四个月行经一次，或月经过多或淋漓难净，则孕育机会减少，常见于多囊卵巢综合征、早发性卵巢功能不全、子宫内膜息肉、子宫肌瘤等，先把这些疾病治疗后，才容易怀孕。

### 2. 配偶要精壮

男方患有无精症、弱畸精症，需经调理，待病情改善后再考虑生育；在备孕之前，男方还需纠正一些不良的生活习惯，戒烟酒，少应酬，积极锻炼身体，规律作息，回归到正常生活的状态。

### 3. 怡情才易孕

长期的精神刺激会导致女性难以受孕，甚至诱发月经失调。高强度的工作导致精神持续紧张，难以受孕；有的家庭关系紧张，老人一味施压让小夫妻生育，则容易出现女方因精神抑郁而难以怀孕。上述情况需要疏导情志后才容易受孕。

### 4. 助孕必治带

罹患阴道炎、宫颈炎或盆腔炎，导致白带异常，需先治疗疾病，后再怀孕。

### 5. 氤氲时交合

氤氲之时，即西医学所说的排卵期，在这个时期适当增加房事次数有利于怀孕。但有的人错误地认为，排卵期之外，无须同房，或长期两地分居，则难以受孕。

### 6. 要重视练形

练形，指保持正常的体型。现代人因各种原因，要么暴饮暴食，要么挑食偏食，因而造成肥胖或瘦弱，这两种体型均不利于孕育胎儿。肥胖多属于中医的"痰湿"范畴，脂膏蒙蔽胞宫，常导致月经失调，难以怀孕；瘦弱多属于"气血不足"范畴，血海不能按时满溢，常出现月经过少，也难以怀孕。

### 7. 饮食需宜忌

中医学认为药食同源，主张饮食应丰富多样，备孕前更要均衡饮食，调整营养，适量地补充叶酸、蛋白质、钙等，为新生命的到来做好身体准备。对于有身体不适者，亦可通过食疗来调理身体。如脾胃虚弱的人可以适当进食怀山药、党参，食用健脾药膳；气血虚弱，入睡困难的人，可以饮用熟地龙骨瘦肉汤。通过食疗，将精气神调整到健旺的状态，有利于优生优育。

### 8. 育儿求端庄

古人对胎教已经有严格的要求，北齐名医徐之才总结了孕期保健经验，提出了逐月养胎法。例如："妊娠一月名胎胚，饮食精熟，酸羹受御，宜食大麦，毋食腥辛，是谓才正……妊娠三月名始胎……欲子美好，数视璧玉；欲子贤良，端坐清虚。"现代研究也认为，孕期宜多听优美的古典音乐，欣赏美好的艺术作品，或卧室悬挂摆放可爱的娃娃图像，使孕妇心情愉悦，有利于优生优育。

晓丽豁然开朗："医生，您回答得真详细，我们会根据您的建议做好备孕工作的。"我也点点头说道："优生优育是有一定科学规律的，如果我们能充分利用这些知识，就能帮助我们生育出健康聪颖的孩子来。祝您好孕！"

（钟秀驰　刘魏思）

# 花好月圆话月经

月经，顾名思义，是和月亮的潮汐现象有关，因此古代又称月事、月水，应每月一行。现代有很多隐晦的代称，如"大姨妈""好事儿"，说明人们对这些生理现象既有些忌讳，又无法回避。

关于月经有很多民间的禁忌。例如月经期间不能洗头、沐浴，经期性生活会招致灾祸，甚至还有经期不得食用酸味食品、酒类、肉类或青菜等；有些封建落后的地区将育龄期女性视为不洁，禁止经期的女性参加祭拜活动，不得进入寺庙祠堂，甚至不许与男子同席宴饮。尽管说起来令人哑然失笑，但这些陋俗至今仍确确实实地存在着。

某日，年轻貌美的小王来诊，告诉我她从小没有规范地获取生理知识，现在也到了婚嫁年龄，希望我能给她好好地介绍一下女性的经期生理和经期的注意事项。

我十分理解小王的想法，解释道：

月经是女性的特殊生理现象，是子宫内膜受卵巢周期性变化的调节所导致的阴道出血。健康女性发育成熟后，每个月都会出现排卵，具有受孕的能力。若当月未能受孕，随着卵子的衰老和凋亡，卵巢激素水平下降，子宫内膜便会脱落而形成经血排出体外，称为"月经"。以出血的第 1 天为月经周期的开始，两次月经第 1 天的间隔时间为 1 个月经周期，一般为 21～35 天，平均 28～30 天。每次月经持续时间称为"经期"，一般是 3～7 天，平均 4～6 天。一次月经的总失血量，正常为 20～60mL，超过 80mL 则为月经过多。因此，有些女性在月经结束的时候可能会出现轻微的贫血，但能迅速纠正。月经往往还伴随着轻微的腹胀、腰骶部下坠、下腹隐痛、情绪波动或腹泻，但不会造成痛苦。如果症状明显，影响了日常生活，则为病态，称为"月经前后诸症"，即经前期综合征。

古籍中有"并月""季经""避年""暗经""激经""歇经"等对于异常月经的描述。并月即两个月来潮 1 次，季经即规律地三个月来潮 1 次，避年为一年来潮 1 次，暗经为终生无月经而能怀孕，激经为妊娠后每个月出现月经，歇经指每到冬天或夏天则无月经来潮。若出现以上情况，需完善相关检查，明确月经异常的原因。

小王跟我说，她在游泳馆当教练，问我："经期可以游泳吗？"我摇了摇头，说："不建议游泳。经期因子宫内膜剥脱，血窦开放，经血排出，生殖道是开放的，易招致细菌通过血液逆行感染。尽可能避开经期下水。如果上岸后发现月经来潮，不宜再次下水。如出现腹痛或会阴不适，需尽快就诊。即使使用了内置式的卫生棉条，仍无法避免感染，不适合游泳。你是游泳教练，更要注意这一点，也要提醒女学员不要在经期游泳。"

小王点了点头，疑惑地问："医生，我平时习惯白天喝咖啡或浓茶提神，经期可以喝吗？"我回答道："浓茶含有较高浓度的咖啡因和茶碱，会刺激神经和心血管，容易导致痛经、经期延长或出血过多。同时茶中的鞣酸在肠道与食物中的铁结合，会发生沉淀，影响铁质吸收，引起贫血。咖啡的影响也主要是由咖啡因造成的。但适量地饮用清茶，享受茶道，也是一种情趣。经期应控制饮用量，同时适当增加营养，如蛋白质、维生素及铁、钙等。经期应多吃富铁食品，如鸡蛋黄、瘦肉、鱼、豆制品及新鲜蔬菜、水果等。"

小王平时打扮得很新潮，来诊时穿着露脐装，为了展示自己的身材，她平时喜欢穿丁字裤，问我经期能不能穿。我当然理解小王爱美心切，但还是给了她否定的回答。丁字裤虽然可以显露女性的曲线，但可以使会阴部受到挤压，影响血液循环，增加会阴摩擦，很容易造成会阴充血水肿，甚至还会诱发泌尿生殖系统感染等疾病。经期应该尽可能衣着洁净舒适。

我看了看小王的穿着，又提醒她经期要注意保暖，千万不要"露脐一时爽，腹痛泪两行"。经期还应避免淋雨涉水，以免造成血管收缩而致痛经或其他的月经病。听了我的话，小王有点不好意思，问道："经期是不是也不能吃冰激凌？"我笑着说："冰激凌作为一种无辜的食品，如果你吃了并没有不舒服，不妨吃它，偶一为之，无伤大雅。但如果吃了几口，就出现胃痉挛而腹痛，则避之为宜。"

小王说她新婚不久，准备蜜月旅行，问我经期同房是不是不会中招。我向她科普道："月经期间，子宫内膜剥脱，子宫螺旋小动脉破裂，经血随着内膜碎片流出体外，而细菌最容易通过血液逆行感染，造成急性生殖系统炎症，如盆腔炎、阴道炎、宫颈炎等。经期性生活可导致经量增多或经期延长。而且经期性生活并不意味着无妊娠可能，极少数女性仍然可能'中招'，导致意外妊娠。"小王有点不解，问："那同房后才发现来月经怎么办呢？""若性生活后发现月经来潮，则应尽快清洁会阴，随后不应在经期再次进行性生活。如发觉腹痛或阴部不适，需尽快就医。"她听取了我的意见，说以后会注意的。

既然月经是一种生理现象，那么月经期是否能够正常活动呢。一般而言，不影响日常生活，既可以沐浴洗发，也可以正常饮食，但也有些注意事项。我看着小王求知若渴的眼神，又跟她聊了聊经期如何保健。

首先，保持稳定的情绪。中医学认为，喜、怒、忧、思、悲、恐、惊是人的"七情"，如果情绪波动过大，可以诱发月经病。临床上有时可见到车祸之后，因极度惊恐而导致闭经的例子。这就不是自我调节可以解决的疾病了，需要找妇科医生调节月经。

其次，要注意休息，不宜过劳。许多女性在经期都会觉得疲倦，体力比平时差，如果此时进行竞技、高强度的劳动，难免积劳成疾。经期声带充血，有些女性会出现嗓音嘶哑，此时也不宜放声高歌，以免损伤声带。

月经虽是女性的生理现象，但有其特殊之处。犹如花朵，虽然鲜艳，但仍需要我们温柔呵护，这样才能维持女性的青春常驻。

（钟秀驰　刘魏思）

# 基础体温的奥秘

我"大姨妈"怎么还没来？

这个月"大姨妈"怎么那么快又来了？

我这个月排卵了吗？

什么时候排卵的？

我想要个宝宝啊！

……

阳春三月，春暖花开，佳佳想趁着大好时光完成造人工程，无奈月经就像捉迷藏一样，不可捉摸。她来到了妇科门诊，一口气提出了上述一连串问题。医生告诉她，她的月经之所以不规律，是因为排卵不规律，要想监测排卵，可以借助基础体温。

佳佳拿出一张网上下载的基础体温表，上面详细地记录着每天的体温度数和曲线。医生看着飘忽不定的体温，疑惑地问："佳佳，你测的是基础体温吗？"佳佳理直气壮地说："没错，我是早上9点钟之前测的，我可是刷牙洗脸后才测的呢，是标准的腋温！"

我微笑着解释道："佳佳，你测的可不是基础体温哦！基础体温是指基础状态下测的体温，也叫'静息体温'，通常在早晨起床前（睡眠6～8小时后）测定。基础状态的判断，需要满足以下几个条件：①清醒。②清晨，通常指早上9：00前。③静卧，未做肌肉活动。④前夜睡眠良好，测试时没有精神紧张。⑤室内温度最好保持在20～25℃。⑥非处于感冒发热及其他疾病引起的发热状态，体温基本正常在36～37.5℃。"

我接着问道："佳佳，你知道为什么要测基础体温？"佳佳回答道："我知道，测基础体温就是测排卵。""你知道为什么测基础体温就可以测排卵？怎么看基础体温提示哪天排卵了呢？"看着佳佳迷茫的眼神，我耐心地解释道："基础体温测排卵的原理其实是女性卵巢排卵后，产生大量孕激素。孕激素可以使基础体温在排卵后升高 0.3 ~ 0.5℃，临床上可以此作为判定已排卵的标志之一。排卵反映在基础体温上，表现为排卵前体温先下降，排卵后迅速升高，持续 2 周左右。如果把每天的基础体温连成线，就形成一个台阶样的改变，称为双相体温。其实基础体温除了判断排卵，还能够用于了解排卵后的黄体功能以及是否妊娠。"我接着说："女性卵巢排卵后，卵泡液流出，卵泡塌陷，形成黄体，分泌雌激素和孕激素，使基础体温升高。在排卵后 6 ~ 9 天，雌激素和孕激素水平达到峰值。正常情况下黄体寿命持续 12 ~ 16 天，平均 14 天。如果没有怀孕，黄体会萎缩，分泌的雌孕激素会下降到较低水平，24 小时左右基础体温恢复到低温状态，子宫内膜剥脱，形成月经来潮。如果黄体功能异常，则基础体温的高温相会发生变化，时间缩短或延长，表现为上升或下降幅度不够，或缓慢升温、降温。我们常见的黄体功能异常，表现为黄体功能不全和黄体萎缩不全。黄体功能不全是指排卵后黄体分泌的孕激素不足，可导致月经前点滴出血，影响受精卵着床；黄体功能萎缩不全，则是黄体持续分泌雌孕激素，到了月经期还在分泌孕激素，导致月经期子宫内膜仍有分泌期改变，进而表现为月经期延长至 9 ~ 10 天，淋漓难净。黄体功能异常，反映在基础体温上，呈现出梯形改变，缓慢升温或降温。出现这些情况且月经异常，就要及时找妇科医生治疗了。"

佳佳接着问道："那基础体温是怎样判断怀孕啊？""如果已经怀孕了，受精卵的滋养层细胞就会分泌出绒毛膜促性腺激素，支持卵巢黄体继续分泌孕激素，使基础体温持续高温。通常基础体温持续高温 18 天，意味着妊娠可能性极大，超过 22 天可以诊断妊娠。此时就可以用验孕棒测一测，看看是否成功受孕。当然，如果测基础体温时发现都是高温相，也要警惕有无甲亢。"

"哦，原来如此！"佳佳点了点头，"医生，那你看我测的这个，能看出我哪天排卵吗？"我笑了笑说，"你刚才告诉我是腋温，这个肯定不对。""啊？！"佳佳愣了一下。

我拿了一张基础体温测量表给佳佳，告诉她："我们先准备一支体温计，一张基础体温测量表，一支笔。体温计用普通的水银体温计或专用的基础体温计都可以，睡觉前将体温计甩到 35℃以下，放到醒来伸手就能拿到的地方。等到清晨醒后，不起床、不说话、不喝水、不进食、不走动、不上厕所，立即将体温计放在舌下测量基础体温，测 5～10 分钟后拿出来读数，将结果记录在基础体温记录表上，这才是正确的测量方法。"

"哦，原来是口测体温。"佳佳恍然大悟。"在测量基础体温期间，应在这表上记录好，每周期连个线。每次复诊时带表格给我看。此外，我再交代你一些注意事项：①至少保证 6 小时的充足睡眠；②从月经第一天开始记录体温至下次月经来潮为一个周期，而在行经期间注意观察记录月经量；③每一月经周期使用一张表格，自表格之左侧开始记载，并以'×'表示经期开始，若无周期即连续记载；④注意记录特殊事件，例如感冒、发热、饮酒、服药、晚睡等情况，包括同房、月经来潮都需要标注；⑤周期中如有短暂的下腹隐痛、阴道点滴渗血、白带突增、性感增强等异常情况，可能与排卵有关，亦应于备注项内注明；⑥坚持每天测量，连续测量三个周期以上。"

佳佳听完我的介绍，感叹道："哎呀，原来基础体温没这么简单啊！"她回去按照医生的要求，重新开始测基础体温。一个月后，佳佳复诊的时候，医生笑眯眯地让她去验尿。看到尿 HCG 为阳性的报告，佳佳乐得差点跳了起来，终于怀孕啦！

（江佳琳　钟秀驰　刘魏思）

# 孕前检查知多少

前段时间门诊一连来了两位美女，都是来咨询孕前检查的。她们的情况截然不同，但对于生育前检查都存在误区。

## 1. A 女士，30 岁

A 女士结婚大半年，与丈夫感情不错，一直想要个宝宝，但都没能如愿，遂来就诊。

A 女士："医生，我平时没什么不舒服，月经规律，就是量有点少，大半年怀不上，是不是要检查一下输卵管呢？"

我："有做过孕前检查吗？"

A 女士："没有，我每年体检都没问题的。"

我："那婚检做了吗？"

A 女士："做了，都没问题。"

我："以前没有怀孕过吧？"

A 女士："有过人流。"

首先，A 女士还是有一定医学常识，知道怀孕需要了解月经和输卵管的情况，"男精壮，女经调，胞络通，有子之道"。其中"女经调，胞络通"对应的就是月经和输卵管情况。但是，普通的体检与孕前检查是不同的，婚前检查也是必不可少的，包括常见的先天遗传疾病、传染病、性病、生殖器先天发育不良等。所以，即便不考虑生育问题，也建议做孕前检查。而且结婚登记时，国家是免费提供检查的哟。

A 女士既然已做过婚检无异常，常规体检也是没问题，那么我们针对她"女经调，胞络通"的问题去考虑。

月经量偏少，一般考虑两方面的问题：①卵巢功能；②子宫内膜情况。卵巢功能一般检查性激素、抗米勒管激素检查（AMH）、B 超检查窦卵泡数量。现代人由于工作生活压力较大，经常熬夜、食用垃圾食品等，都是导致卵巢功能下降的原因，甚至个别出现卵巢功能早衰。所以，备孕前有月经情况异常者，均建议行卵巢功能检查。因为这种异常，不单单指月经量少，也包括周期不规律。此外，子宫内膜情况，尤其像 A 女士这种有过宫腔手术史的更需要重视，即便是一次人流手术，都有可能导致内膜的损伤，出现内膜菲薄、宫腔粘连等。在月经前 1 周内完善妇科 B 超检查或行三维 B 超检查，以了解经前内膜厚度及有无宫腔粘连情况。

输卵管对于生育是非常重要的，但输卵管检查都是有创的检查，需要有一定的检查指征，不是孕前的必须检查项目。一般考虑其存在不孕因素时，或 B 超提示输卵管积液可能时，才建议检查。

针对 A 女士，我建议完善卵巢功能的相关内分泌检查及经前妇科 B 超检查。结果回复：卵巢功能没什么问题，B 超没有看到明显宫腔粘连表现，但内膜偏薄，经前 7.5mm（内膜 ≥ 8mm 更利于怀孕）。我让其放松心情，适当运动，中药调理助孕，也可配合测排卵试纸选择同房时机。

经调理2个月后，A女士成功怀孕。

## 2.B女士，28岁。

B女士准备3个月后开始试孕，外院做了一些孕前检查，并拿检查结果前来咨询。然后，一叠厚厚的检查单出现在我面前：性激素、AMH、白带常规、支原体、衣原体、淋球菌、妇科B超监测卵泡n份、输卵管通水、不孕抗体、丈夫精液等检查……

我："你月经规律吗？月经量可以吗？"

B女士："月经很准时，一般1周干净，量也可以。"

我："以前怀孕过吗？"

B女士："没有。"

我："平时白带多吗？有阴痒、异味吗？或者有过盆腔炎之类吗？"

B女士："都没有。"

我："那开始备孕很久吗？"

B女士："还没开始。"

我："那是异地或者周末夫妻吗？"

B君："不是。就是想备孕了，然后去医院做妇科相关检查。医生，你问我这么多，我是不是很严重？"

其实，就是因为B女士没问题，我才问那么多。因为我不明白她为何要做如此多的检查，无论是外院医生建议，还是她本人要求检查，都完全没有必要。

月经正常、没有不良妊娠史、没有炎症相关病史或症状，却查了一遍卵巢功能及病原体；还没开始试孕，为什么监测卵泡，查它干嘛呢？这些都算了，毕竟是无创的检查，无论有没有意义，都没有伤害，竟然无端端还做个输卵管通水。首先输卵管通水检查已经是一项接近淘汰的输卵管检查，再者如上一个故事中提及输卵管检查要有一定的检查指征，非孕前必须检查项目。

至于丈夫检查，如果有吸烟、长期喝酒史，或者近期有感染过如新型冠状病毒等影响精子功能的，建议孕前检查，否则非孕前检查必需项目。当然，它也是无创的，想了解精子情况，也可检查。

我看了 B 女士所有检查单基本是正常的，建议放心备孕。

姐妹们，婚前检查是有必要的，而孕前检查个别人也是需要的，但切忌过度盲目检查。孕前可咨询妇科医生了解，以下是部分检查的介绍，供大家参考。

性激素 6 项：月经有异常，如提前或推后超过 7 天，或经期超过 7 天不干净，或月经量自己跟自己比（不要和别人比哦）有明显减少的，必须检查（月经第 2 ~ 5 天上午空腹检查）。

抗米勒管激素检查（AMH）：检查卵巢储备功能。如无月经异常，年龄 < 35 岁，为非必须检查。

感染 5 项 IgM：也叫优生 5 项，一般在结婚登记时会有婚前检查，建议孕前检查。若有近期相关感染，建议治疗后再备孕。

白带常规：如既往无念珠菌、细菌性、滴虫等相关病史，无特殊不适，为非必须检查。

支原体、衣原体：既往无相关感染史，无特殊不适，无须检查。

妇科 B 超：建议每年体检检查，如无异常，不需孕前再次检查。

输卵管造影：无宫外孕等特殊病史，备孕前无须检查。

生育相关免疫检查：如无红斑狼疮等免疫相关疾病或复发性流产，无须检查。

丈夫精液检查：如果有吸烟、长期喝酒史，或者近期有感染过如新型冠状病毒等影响精子功能的，建议孕前检查，否则为非孕前检查必须项目。

当然话说回来，如果无避孕一年未孕，或者年龄大于 35 岁无避孕半年以上未孕者，说明存在不孕相关因素，则需要行输卵管通畅检查，以及不孕不育抗体、AMH 等检查。同时，也建议其配偶做精液检查。

（张嘉晔　朱敏）

# 孕前补叶酸，有益还是有害

有一天，小陈来我的门诊想调节月经，她一坐下就疑惑地问："医生，我按照书上说的，孕前补充叶酸预防胎儿神经管畸形，怎么服用之后出现月经失调了？"我本能地想说"这不可能"，但转念一想，就问小陈，你每天吃多少片叶酸？""一至二片。"小陈回答我。我了然，就跟小陈说："怀孕了，的确需要补充叶酸，但补充叶酸并不是像喝水一样简单的问题。"

叶酸是 DNA 复制过程中必需的一种辅酶，没有它，DNA 复制就不能进行，细胞便无法分裂。正常的胚胎发育，需要进行大量的细胞分裂，需要很多叶酸，孕妇体内的叶酸被胎儿大量征用，便易造成自身的贫血。同时，孕早期是胎儿器官系统分化，胎盘形成的关键时期，细胞生长、分裂十分旺盛，此时叶酸缺乏可导致胎儿神经管畸形。在我国，神经管畸形的发生率为 2.7%~3.8%，包括无脑儿、脑膨出、脑脊髓膜膨出、脊柱裂、隐性脊柱裂、唇裂及腭裂等。此外，还可能引起早期的自然流产。

到了孕中期、孕晚期，除了胎儿生长发育外，母体的血容量、乳房、胎盘的发育使得叶酸的需要量大增。叶酸不足，孕妇易发生胎盘早剥、妊娠高血压综合征、巨幼红细胞性贫血；胎儿易发生宫内发育迟缓，早产和出生低体重，而且这样的胎儿出生后的生长发育和智力发育都会受到影响。研究发现，女性如果在怀孕初期就开始补充叶酸，可降低将来婴儿出现唇裂的概率。所以，孕妇对叶酸的需求量比正常人高 4 倍。

"鉴于叶酸对胎儿的重大作用，准备怀孕的女性在怀孕前 3 个月就应该注意补充叶酸。当然，除了本身有贫血的患者，其实我们更希望大家注意饮食上的调补。叶酸是一种水溶性的 B 族维生素，广泛存在于新鲜的水果、蔬菜、肉类食品中。新鲜的水果，如橘子、草莓、樱桃、香蕉、柠檬、桃子、李子、杏子、杨梅、海棠、酸枣、山楂、石榴、葡萄、猕猴桃、草莓、梨、胡桃；新鲜的蔬菜，如菠菜、西红柿、胡萝卜、青菜、龙须菜、花椰菜、油菜、小白菜、扁豆、豆荚、蘑菇、莴苣等均含有丰富的叶酸；禽肉及蛋类也含有叶酸。其中的关键词是'新鲜'，若经长时间烹煮或再加工，食物中的叶酸可损失 50%～90%。所以，罐头制品和腌制食物在制造过程中大量损失了叶酸。"

我继续说："在备孕期间，可以食补为主，如果偏食，可以补充含 400 微克（相当于 0.4 毫克）叶酸的复合维生素片。而一旦怀孕，妊娠期妇女因叶酸需求大，可以药物补充叶酸，每天服用量为 400 微克。目前孕妇专用的复合维生素片里，均含 0.4 毫克叶酸。正常情况下，孕妇每天服用一片即可。如果有特殊，比如既往有过胎儿神经管畸形的不良孕产史的孕妇，需在医生检查后遵嘱再补充叶酸，此时叶酸的补充量会较大。"

小陈问："那我先生需要补充叶酸吗？"

我点了点头，回复她："叶酸的补充对于男性是同样重要的。如果男性体内叶酸水平低，会使精液中携带的染色体数量过多或过少。如果卵子和这些异常的精子结合，可能会引起新生儿缺陷，如唐氏综合症，还会增加女性流产的概率。如果男性每日摄入 722～1500 微克（相当于 0.722～1.5 毫克）叶酸，则危险系数会降低 20%～30%。因此，男性也应该适当补充叶酸。"

"哦，这一点，我要回去告诉我先生。对了，我刚才说我吃了一至二片，是不是超量了？""是的，而且你服用的是每片 5 毫克含量的叶酸片，这是治疗巨幼细胞贫血的用量。你本身并不贫血，所以这个量过大了。"

人体内叶酸储存量为 5～20 毫克，多余的叶酸主要经尿和粪便排出体外。一般来说，成人服用叶酸制剂，超过最低需要量（每天 50 微克）的 20 倍也不会引起中毒。但是，服用超大剂量的叶酸，有可能产生一些毒性作用。

### 1. 过量补充叶酸导致锌缺乏

研究发现，口服 350 毫克以上的叶酸就有可能会影响锌的吸收，更大剂量则可能导致锌缺乏。不过，很少有人会服用这么大剂量的叶酸。如果本身已经缺乏锌，则大量补充叶酸会加重缺锌。锌在卵泡发育及排卵过程中发挥着非常重要的作用，女性排卵后才会出现月经来潮，而缺锌可能导致卵泡发育障碍，积极补充叶酸后反而会出现月经失调。对于怀孕的妇女，缺锌还可以造成胎儿发育迟缓，低出生体重儿增加。因此，对于叶酸的补充，医生的建议是补充最小剂量，即 400 微克（0.4 毫克）。

### 2. 过量补充叶酸会干扰诊断维生素 $B_{12}$ 缺乏症

巨幼细胞贫血的患者往往合并有维生素 $B_{12}$ 缺乏症，如果患者服用大剂量的叶酸，则可能干扰维生素$B_{12}$缺乏的早期诊断，导致严重的不可逆转的神经损害。因此，如果巨幼细胞贫血的患者合并有维生素$B_{12}$缺乏症时，需同时注射维生素$B_{12}$注射液。

由此可见，补充叶酸并不是一个简单的话题，最好在医生的指导下补充：如果补充叶酸的过程中出现月经失调，则尽快停止并咨询医生。如果曾经生下过神经管缺陷婴儿的女性，再次怀孕时最好到医院检查，并遵医嘱增加每日的叶酸服用量，直至孕后12周。怀孕前长期服用避孕药、抗惊厥药等，可能干扰叶酸等维生素的代谢。计划怀孕的女性最好在孕前6个月停止用药，并补充叶酸等维生素。

最后，还需要明确的一点是，胎儿神经管畸形的原因有很多，单纯服用叶酸，并不能完全避免胎儿畸形。

小陈听完后若有所思地说："原来如此，过犹不及啊！"我告诉她，服用叶酸药量不对，赶紧停药。但月经失调有多种原因，备孕期间精神焦虑也是原因之一。如她所说，过犹不及，遵医嘱补充叶酸才是上策。

（钟秀驰　陈志霞　刘魏思）


**附：科普小故事**

## 叶酸：造血维生素

20世纪30年代，有个叫露西·维尔斯的英国医生到印度孟买行医，发现当地有很多孕妇患贫血病，患者血液中的红细胞体积不断增大，数量却在减少。当地民间流传着一种偏方可以治疗这种贫血症，其主要成分是一种发酵副产品。维尔斯从这种发酵提取物中分离出各种成分，挨个尝试，终于证明其中富含的维生素B是真正起作用的成分。

1941 年，美国科学家们从菠菜中分离出这种可以治疗贫血病的成分，因为是从菠菜的叶子中提取出来的，所以命名为叶酸。1946 年，科学家们开始研究它的作用机制，发现叶酸是 DNA 复制过程中必需的一种辅酶，没有它，DNA 复制就不能进行，细胞便无法分裂。可是，细胞中蛋白质的合成却不受影响，于是红细胞中的蛋白质便越积越多，体积自然也就越来越大，但数量却不见增长，这就是巨幼细胞贫血的病因。正在发育的胎儿每天都要进行大量的细胞分裂，需要很多叶酸，孕妇体内的叶酸被胎儿大量征用，结果便造成了自身的贫血。叶酸最重要的功能就是制造红细胞和白细胞，增强免疫能力，一旦缺乏，会发生严重贫血。因此，叶酸又被称为"造血维生素"。

发现了这个奥秘后，许多国家开始强制实行补充叶酸。截至 2009 年，全球 59 个开展面粉强化强制政策的国家中，有 51 个国家实施了叶酸强化，帮助人们弥补叶酸的缺失。

# 两地分居的烦恼

小丽是我的患者，她和她的丈夫结婚两年了，但是因为两个人一直异地分居，所以也没有怀上孩子。小丽的丈夫是一位工程人员，常年在韶关工作，只有节假日才有时间回家。小丽平素月经不太规律，所以一直在调理妇科，同时她把和丈夫两地分居怀不上孕的烦恼告诉我，想让我帮助她，我给了她以下几点建议：

首先，建议夫妻双方先去医院做个全面的不孕症相关检查。男方最主要是做精液常规检查。女方主要包括妇科检查、白带常规、生殖道病原体检测、宫颈癌筛查、妇科彩超、性激素、甲状腺功能、子宫输卵管造影等相关检查。

其次，由于小丽月经周期不规律，量、色、质也不正常，需要孕前进行调理，保证规律作息及均衡营养，避免熬夜、吸烟、饮酒等不良习惯。

最后，也是最重要的部分。对于异地分居的夫妇，尤其是聚少离多的夫妻想要备孕，找准排卵期同房是怀孕的关键。监测排卵的方法主要有三种：第一种是测基础体温，每天早上自然醒来立刻把体温计放到舌下测量，一般排卵后基础体温会升高 0.3 ~ 0.5℃。第二种是用测排卵试纸检测尿液，如果试纸显示两道横杠，就是阳性或强阳性，强阳性意味着其后 24 ~ 48 小时排卵。第三种是 B 超监测排卵，我们可以在 B 超下清晰地看到是哪一侧卵巢排卵，以及卵泡的大小。如果卵泡的直径超过 18mm 以上，就可以酌情增加同房次数，提高受孕机会。

小丽在我的调理下，月经基本正常了。监测到卵泡成熟后，她坐几个小时车赶去韶关与丈夫同房，但奔波了 2 个月仍然没有成功。于是她改变了主意，打算等寒假到来，丈夫工程结束之后，回家了再继续努力。我很理解小丽的辛苦与不易，建议她继续调理月经，也可以考虑在春节前先做一下输卵管的超声造影检查以了解输卵管的通畅情况，为春节假期做准备。

另一位患者小玲患有多囊卵巢综合征，形体较胖，长期月经不规则。丈夫在美国读书，准备暑假回国探亲，也是想抓紧那一个多月的时间备孕。我建议她先调理月经，积极开始运动减重，然后在暑假期间促排卵并监测排卵，提高受孕机会。

现代社会中，每个人的工作都非常繁重，没有"钱多、事少、离家近"这种天上掉馅饼的事儿。因为工作的需要，许多人不得不两地分居，成为"牛郎织女"，给生育带来了很大的困扰。毕竟，孕育新生命需要夫妻双方共同努力。小丽和小玲这种两地分居，需要借助医生的帮助，才能提高怀孕的机会。

每个人都希望故事的结局是喜剧，但人生不如意十之八九，并非每一个人都能如愿，作为妇科医生应该根据每个人的具体情况，制定出个性化的备孕建议。希望在备孕之路上有我与你相伴同行助力，祝愿天下的年轻夫妇笑口常开，好孕自然来！

（唐薇　刘魏思）

# 孕味知多少（一）

## —— 哪些食物会影响怀孕

俗话说，"民以食为天"。广东不愧是美食大省，在临床上，几乎每个患者都会向我们询问："吃什么？怎么吃？"最让人忍俊不禁的是，有个患者对我说："医生，听说豆浆能够帮助怀孕，我恨不得天天泡在豆浆里！"那么，泡在豆浆里，真的能让人更容易怀孕吗？

从中医学的角度来讲，药食同源，《黄帝内经》云："毒药攻邪，五谷为养，五果为助，五畜为益，五菜为充，气味合而服之，以补精益气。"其大意是：药物是拿来治病的，五谷是主食，是我们生存的根本，水果、蔬菜和肉类都是主食的辅助，合理搭配，能够让身体强健。中医学认为，食物与药物一样，具有寒、热、温、凉四性，辛、甘、酸、苦、咸之五味，以及升降浮沉等作用。饮食调护必须根据人群的体质、疾病的性质，选择不同性味的食物进行辨证施膳，达到寒热相宜，五味调和，从而有益于健康。

现代社会的工作生活节奏都非常快，很多小夫妻的工作压力很大，忙起来别说正常饮食，水都来不及喝上一口。持续处于紧张焦虑的状态中，导致他们备孕很长时间都毫无动静。事实上，除了压力大导致怀孕概率下降，不规律的生活作息、不合理的饮食结构也会降低怀孕的概率。

妇科门诊定期举行病友会，向大众科普备孕知识，趁此机会，病友们纷纷提出自己的问题。

病友 A 举手提问："哪些食物会降低怀孕概率呢？"

医生向其科普道：

### 1. 寒性蔬菜

女性在备孕期，最好不要大量食用茄子、马齿苋、益母草等蔬菜，因为这些食物性味为寒，过量则伤人脾胃，经常食用，可能会使女性出现脾胃虚寒，干扰脏腑功能，间接影响怀孕。此外，如果女性已经成功怀孕，更不能大量食用这些蔬菜，尤其是新鲜的益母草，可能诱发流产。

### 2. 菌类食物

菌类食物不仅营养丰富，美味可口，而且有利于肠道吸收，是很多家庭日常饮食的必备食物。但需要注意的是，如果女性有备孕的想法，尽量不要过多食用这些食物。因为菌类食物能够活血化瘀，体质较弱的女性经常食用，很有可能诱发流产。每年春天，山上的野生蘑菇不乏致人中毒的报道，也应慎食。

### 3. 螃蟹

很多女性爱吃螃蟹，秋季大闸蟹上市，难免大快朵颐。但是在备孕期最好不要吃，尤其是螃蟹的蟹肉，不仅属于寒性食物，更具有活血化瘀的效果。孕妇过度食用后容易诱发流产。

### 4. 火龙果、山楂等水果

在备孕阶段，女性不仅要适当多吃水果，还要注意各种水果的功效。例如火龙果、山楂、杏子等水果就不宜多吃，因为它们都有活血化瘀的功效。如山楂能够刺激子宫，诱发宫缩，不利于怀孕；杏子酸甜可口，是孕妇喜爱的食物，但性味冷利有小毒，不利于孕妇。

病友 B 发问："备孕可以喝咖啡吗？"

咖啡因会影响激素正常分泌，阻碍受精卵在子宫内着床和发育。不只是影响女性，同时也影响男性的致孕能力，男女双方都要注意。中国疾病预防控制中心营养与健康所等 5 家权威机构在联合发布的《咖啡与健康的相关科学共识》中提到不建议孕妇喝咖啡，如果非要饮用，每天不超过 2 杯。咖啡因不仅仅存在于咖啡中，在浓茶、奶茶这些饮品中都存在，所以在选用这些饮品时要格外注意。

病友 C 说："我喜欢吃巧克力、蛋糕、薯片、辣条这些零食，备孕期间可以吃吗？"

高糖的食物会增加孕期患糖尿病的风险，孕期糖尿病会影响孕妇健康，也可能导致早产、流产甚至死产，还可能会影响钙的吸收而妨碍宝宝的骨骼、牙齿发育，风险极高、危害极大。高糖食物存在范围非常广泛，不仅仅是糖果，像巧克力、蛋糕、冰激凌等甜品中也有非常高含量的糖，都需要注意少吃或不吃。糖确实是让人愉快的食物，能解馋还能减压，现在年轻人都很喜欢吃，但是为了容易怀孕，同时保证孩子的健康，一定要控制一下。

薯片、辣条属于工业加工食品，往往含有反式脂肪酸，影响激素分泌，降低怀孕成功率。这些食物吃起来确实让我们满足了食欲，却忽视了对怀孕的影响，备孕的话是需要注意了。

病友 D 提问："医生，听说多吃豆类食品有助于怀孕，是真的吗？"

自从豆腐被发明以后，我们中国人一直在享用豆腐和豆浆制成的美食，豆类从未像如今那样引起这么多争议。由于黄豆含有植物雌激素，豆浆有时候被抬上神坛，认为可以增加子宫内膜的厚度，有助于怀孕，更能缓解更年期综合征；有时候却被踩在脚下，认为对激素依赖性肿瘤不利。豆类富含植物蛋白质，是一种较好的营养，丰富了我们的食谱，但植物雌激素和我们人体内的雌激素是不一样的化学成分。因此，适当食用豆制品，可以改善营养，但企图通过大量食用豆类来治病，并非明智之举。

尽管"泡在豆浆里，天天喝豆浆"并不能为我们的身体带来更多的雌激素，但通过均衡饮食，搭配得当，倒是可以达到女性"益肌肤，美容颜，填精髓"的保健作用。

（鲍丽飞　刘魏思）

# 孕味知多少（二）

## —— 备孕食疗那些事

"雪沫乳花浮午盏，蓼茸蒿笋试春盘，人间有味是清欢"。苏轼的词道出了生活在岭南的乐趣。岭南人懂得炎炎夏日来一杯清甜可口的凉茶解暑，天寒地冻的时候喝一碗当归生姜羊肉汤温中养血。这就是中国传统文化中食疗的魅力。临床上，许多患者也会问我们，如何通过食疗来纠正体质的偏颇和禀赋的不足，让备孕更容易成功。

如今，人们的生活水平越来越高了，优生优育、孕期保健问题越来越受到大家的关注，如何养育出聪颖健康的孩子，既是国策，也是家庭的重要任务。良好的身体状况和均衡的膳食营养是孕育生命的物质基础，孕前期适当补充营养，可以提高受孕率；孕期营养均衡，有利于胎儿神经系统的正常发育；产后营养得当，更是有利于产妇的康复和婴儿的茁壮成长。

在病友会上，我向多年不孕的王先生和王太太介绍道："女性成功备孕有3个必备条件。一是正常的卵巢储备功能，具有质量优良的卵子；二是卵巢能正常排卵；三是卵子与精子能够正常相遇并且结合。三者缺一不可。"卵子的质量与诸多因素有关，如生活环境、饮食、睡眠等。对于男性来说，精液质量则是判断其生育能力的指标，其中含锌元素高的食物可以提高男性精子的质量。通过食疗，达到"男精壮，女经调"，则备孕事半功倍。

天地氤氲，万物化醇。中医学认为，胎元之化生犹如天地之气的交阖，孕育胎儿，顺应四时之气十分重要。中医不同于西医，针对性和靶向性不强，中医讲究全身整体调养，虚则补之，实则泻之。身体达到阴阳平衡的状态，就是最佳怀孕之时。中医助孕，主要是通过养血、养气、养神、养身；而中医有"药补不如食补"之说，所以食物是最佳备孕之物。

王太太嘟囔道："都说吃啥补啥，我们吃了很多猪腰子补肾，都吃腻了。"

我笑着回答："孕前巧用食疗调理，能帮助备孕夫妻更好受孕，但要多样化，单一的食谱不利于阴阳调和。肾藏精，主生殖，故备孕的食疗要点在于补肾，能补肾的食物除了有猪腰花，还有牡蛎、核桃、海参、虾、骨髓、黑芝麻、樱桃、桑椹、山药等，日常生活中，可以变着花样烹饪佳肴，如爆炒腰花、蒜蓉粉丝蒸牡蛎、大麦红腰豆炖海参、山药沙拉等菜肴。对于'宫寒'体质，即中医的脾肾阳虚证，可以适当食用壮阳的食品，比如海马鸡肉炖汤、红烧乳鸽等。"

王太太又问："医生，我平时面色比别人都黄，而且经常头晕、嘴唇发白，用不用补血呢？"

我向王太太提供了两个食疗方——四物汤和五红汤。四物汤常和红糖、玫瑰花等食材搭配做成糕点，色香味俱全；五红汤的成分为花生衣、枸杞子、红枣、红糖、红豆，是很受欢迎且简单易做的一道美食，适合血虚质的人日常食用。女子以血为本，补血有利于月经正常，有助于怀孕。红色或黑色食物都可起到补血效果，如桑椹、牛肝、羊肝、胡萝卜、乌鸡、红枣、红糖、赤小豆、花生衣、干龙眼肉等。平时可食用山楂、玫瑰等活血，但孕妇不宜食用。

除此之外，我还建议王太太要开始服用叶酸。备孕期间，叶酸必不可少。孕妇体内叶酸缺乏会影响胎儿的神经系统发育，导致神经管畸形的发生率明显升高。在孕前3个月至孕期的前3个月，通过补充叶酸可以使胎儿神经管畸形的发病率下降85%。对于无高危因素的妇女，食补叶酸很重要。动物肝脏，豆类，西兰花、菠菜、芦笋等深绿叶蔬菜，坚果，葵花籽，花生和花生酱，柑橘类水果和果汁，豆奶和牛奶等食物中都含有丰富的叶酸。

王先生也想了解关于男性备孕的食疗方法。我介绍道：男性备孕一是要提高自己的性欲，二是要增强精子的活力。食物中的优质蛋白质，是形成精液的主要原材料，可多食瘦肉、牛羊肉、鸡鸭，豆制品等。此外，精氨酸能够增强精子的活动能力，缺乏精氨酸容易导致男子无精症，平时可多食用含精氨酸物质丰富的食物，如鳝鱼、黑鱼、海参、蹄筋、豆制品、瘦肉等；锌直接参与了精子的生成、成熟、激活、获能，男性精子的生成离不开锌，因此可进食富含锌元素丰富的食物，如南瓜子、豆类、花生、牛肉、鸡肝、蛋类等，其中牡蛎含锌最为丰富。通过食疗补精，可达到一定的效果。近年来，少精弱精症、畸精症、无精症等发病率逐年增加，与熬夜、酗酒、摄入咖啡因及久坐等因素相关。生活上只有戒掉烟酒等不良嗜好、适当增加运动，才能改善体质、强筋健骨。

食疗能够利用食物的性味，使人体达到阴阳平衡、气血平和的状态。但需要注意的是，不能长期大量食用某个食疗方，而应该食物多样化，采用新鲜食物为主。美食不单单是为了备孕，还能够增加生活乐趣，"唯有爱与美食不可辜负"。食疗，是我国传统文化中最有烟火味的一种医疗方法，它会带着准父母的美好期望，一直传承下去。

（林会娟　陈志霞　刘魏思）

# 好孕之路

## 半个月亮爬上来

### —— 如何监测排卵

30岁的小芳活泼开朗，爱笑爱唱，喜欢半夜追电视剧，但她有一桩心事：和丈夫结婚已经3年了，但一直没有怀孕的迹象，她怀疑是自己月经失调造成的。因此，她来到医院求诊。通过询问病情，我告诉她："不孕症是育龄期女性常见的难治病之一，是指女性未避孕，性生活正常，与配偶同居1年内未妊娠者。你这已经属于不孕了，引起不孕的因素很多，主要病因有排卵障碍、盆腔因素、感染因素、免疫因素、不明原因等。其中排卵障碍型不孕症是最主要的原因，占女性不孕的25%～35%。"小芳疑惑地问："什么是排卵障碍呢？"

我给小芳做了一个详细的科普。首先，排卵是女性的一个正常生理过程，处于生育年龄的妇女每个月都有一次排卵，但大部分人并没有什么特殊的不适感。患上了排卵障碍，会出现以下的临床表现。

### 1. 月经发生改变

排卵障碍首先表现在月经的异常，较为直接的一个症状就是会发生月经失调或闭经，包括异常子宫出血、月经不规则、月经量多或过少等。较容易混淆的是"排卵期出血"，部分患者属于无排卵的异常子宫出血。一部分患者在排卵障碍后仍出现有规律的月经，因而不能因月经规律就断定排卵必然正常。

### 2. 白带异常

很多细心的女性可能都会发现，每个月中总会有白带增加的时候，这可能说明你处在排卵期中，大多数女性排卵时都会出现一过性白带增多，呈现透明的蛋清样拉丝。但如果白带异常，失去了规律性的蛋清样改变而变为黏腻、量多，甚至外阴瘙痒时，则要引起重视，可能是排卵障碍导致的。

### 3. 性欲发生变化

如果排卵有障碍会对女性的性欲造成影响，会让女性的性欲减退或者增强。根据个人身体状况不同，影响也是不一样的。

### 4. 乳房有胀痛现象

如果女性有排卵障碍，可能会导致乳房胀痛。一部分女性还会出现月经前小腹疼痛或者腰骶不适；或出现情绪波动，如暴躁、低落、悲伤欲哭、失眠、头晕头痛等症状。

### 5. 其他改变

如出现多毛、脱发、肥胖、嗓音低沉、乳房萎缩等表现，因人而异。

"小芳，你怀不上宝宝，准确来说是因为排卵障碍，而月经失调只是排卵障碍的一个表现。你现在需要进行治疗，治疗期间可以通过监测排卵，提高受孕概率。排卵障碍虽然会影响女性的生育能力，但通过科学的治疗和调节，大多数女性仍然可以成功怀孕。"小芳连连点头："好的！好的！医生，我会按您说的方法治疗的，但什么叫监测排卵呢？我该怎么监测排卵呢？"

"那么这里又涉及一个新的问题啦——监测排卵，这是一种通过检测女性体内卵泡发育情况和卵巢激素水平的方法，这种方法可以帮助不孕不育的夫妇提高怀孕成功率，也可以帮助有排卵障碍的女性更好地了解自己的生育能力。"

我进一步给她解释，监测排卵的方法包括以下几种：①基础体温测试：女性排卵后的基础体温可上升 0.3～0.5℃，持续高温直至月经来潮或妊娠，可以通过测试基础体温来回顾性地判断排卵情况，是一种最简单方便的方法。②超声检查：通过超声波检测卵巢内卵泡的大小和数量，动态观察卵泡的发育、成熟、排卵，从而预测排卵时间。③血液检查：通过检测女性体内的卵巢激素水平，如促卵泡激素（FSH）、黄体生成素（LH）和雌激素（$E_2$）等，确定卵泡发育的情况和排卵时间。④尿液检查：通过检测尿液中的黄体生成素水平，以确定排卵时间。⑤家用排卵试纸：通过检测尿液中的 LH 水平，确定排卵时间。当出现阳性或强阳性时，意味着在以后的 24～48 小时会出现排卵，也是一种便捷的方法。

看她似乎听懂了，我就建议她："为了方便和节约成本，我推荐你在家里自测基础体温，并用排卵试纸监测排卵。通过监测排卵以确定最佳的受孕时机，在排卵期前后增加同房的机会，以此来增加怀孕的机会。"

小芳遵照医嘱治疗了几个月，月经逐渐规律了，但仍然没有怀孕。她感到非常沮丧和失望，甚至开始怀疑自己，再次来诊。问："医生，你说我是不是没有做母亲的命啊？"我安抚沮丧的小芳："你要给多点信心给自己，这样吧，你多跑几趟医院，来医院监测排卵。同时在日常生活中也要注意从心理情绪、运动、体重、饮食四方面进行调摄。"

我向她强调：①心理情绪方面，要提倡自我心理疏导，注意情绪的调节。②运动与体重方面，建议合理的运动频率与强度，持续时间为每天 30～60 分钟，维持正常的体重指数。③饮食方面，建议均衡饮食，鼓励多样化。选择升糖指数低的碳水化合物，适当进食动物蛋白，多吃植物蛋白，戒烟酒，可以配合中医药膳食疗法。

"你呀，长期被焦虑的情绪和排卵障碍所困扰，可以通过饮用玫瑰花茶来疏肝解郁，调节情志，配合我的其他治疗，会有一定效果的。"最后，我给她推荐了一款食疗茶饮。

经过我多方面的指导，小芳改掉了熬夜追剧的习惯，调整了生活作息时间。通过调经治疗，月经规律了，B 超监测有排卵了！这一天，她看到验孕棒上清晰的两条红线，拿出半个月前"左卵巢见成熟卵泡"的B 超监测报告，开心地哼起了《半个月亮爬上来》："半个月亮爬上来，照着我的姑娘梳妆台……"高高兴兴地来向我报喜。

（蒋娄　黄黛苑　冯嘉欣）

# 子宫虽异常，仍可孕宝宝

妇科是个有趣的科室，比起其他科室，能看到更多的人生百态。其他科可以看到"老、病、死"，我们还可以看到"生"，看到那些不容易的"生"。

月月，一位满心欢喜的准新娘，一份 B 超报告让她晴天霹雳——不完全纵隔子宫。准婆婆非常不乐意，准新郎的态度模棱两可，月月怀着不安的心情来到我的诊室。听着月月的诉说，我没顾上先问她病情，而是安慰道："这确实不是一件幸事，但让你看清未来婆家的真面目起码不是一件坏事。"因为自己子宫有"缺憾"，月月一直沉浸在自卑中，听到这句话似乎精神了些。"结婚可以生孩子，但不是为了生孩子，而是两个人要携手共度一生。电视剧的结婚誓言怎么说的？嗯，——无论贫穷或富有、疾病或健康……都爱你、珍视你，直到生命的尽头。"我背了一下结婚誓言，这可把月月整哭了，我非常抱歉地递上纸巾。月月抽泣了几下说："谢谢你医生，从发现到现在都没人跟我说这个，只是着急我这个病。"

接下来，我赶紧开始给她科普。我问了月月一个问题："有没有过性生活？"答案是否定的。

"纵隔子宫、双子宫、双角子宫、单角子宫、残角子宫等均属于子宫畸形，所以确实无"药"可治。但除'无子宫'是明确的子宫性不孕因素外，其他类型的子宫发育异常往往均保有基本正常的生育力，因它们引起的生育障碍一般不是不孕，而是不良妊娠结局的发生，比如复发性流产、早产。当然，也有一小部分患者会不孕。"听到这，月月开始不淡定了："那可以手术治疗吗？""可以做手术，但子宫纵隔切除术仅推荐对于反复流产和反复种植失败，以及有不孕病史的患者，否则不推荐手术治疗。""哦？"月月疑惑地看了我一眼。我继续科普："纵隔子宫相当于一个房间多了块板，完全或不完全地分成两个房间。在我还是在产科实习的学生时，印象就非常深刻，一个完全纵隔子宫的妈妈，自然受孕怀上了双胞胎，正好是一个胎儿住一个房间，最后剖宫产出一对龙凤胎。""这么好啊？"月月羡慕地说了一句。"你还没有性生活，也就是说还没有试孕过。因此，不能明确不全纵隔是否影响了你的生育。你目前不用太纠结，找一个真正爱你的人结婚，如果半年到一年怀不上时，才考虑手术切除纵隔。如果怀上了，妊娠期间注意 B 超监测胚胎着床及胎盘生长的位置。大部分不全纵隔的患者是可以正常生育的。只有排除了其他原因引起反复流产或不孕后，才考虑是纵隔影响了妊娠状况，需要手术切除纵隔。"月月的眼睛亮了起来。"所以你现在什么都不用做，应该找个真正爱你，而不是爱你子宫的人，正常备孕就可以了。当然，怀上后需要比别的孕妇更小心些，毕竟流产机会比一般人高些。如果病情需要，可以考虑保胎治疗。"我勉励了月月几句，让她安心地离开了诊室。

再次见到月月时，她是抱着宝宝来门诊找我的，幸福地告诉我足月生了位小公主，而且怀孕、孕期、分娩一切都很顺利。

说到这里要跟姐妹们再科普一下其他几种子宫畸形。

（1）双子宫：若子宫大小正常，一般不影响生育。

（2）单角子宫：这种宫腔形态异常和容积缩小可导致流产发生，目前手术方法有子宫扩容手术。临床上我曾见过一例已足月分娩 2 次、后来做三维彩超时才发现患者是单角子宫畸形，说明这部分人仍可生育。

（3）双角子宫：生育能力低于单角子宫，可行子宫整形术，但术后仍有难以受孕的可能。

（4）残角子宫：一般伴随着单角子宫存在，分有功能性残角（有内膜的残角）及无功能性残角（无内膜的残角），可与单角的宫腔相通或者不相通。对于有功能性残角（有内膜的残角），无论与单角子宫的宫腔是否相通，均应切除残角子宫，以缓解痛经和预防残角妊娠。

以上几种子宫畸形，除残角子宫外，若无出现反复流产等不良妊娠情况，均不建议手术切除。而对于双角子宫的患者，往往会影响生育，有生育要求者是需要手术矫正整形的。此外，如先天性无子宫、始基子宫、幼稚子宫，以往是终身无受孕可能，目前世界上已有子宫移植成功受孕并足月分娩的病例报道。

（张嘉晔　冯嘉欣）

# 折翼的蝴蝶

## —— 不孕和甲状腺疾病

静静平时月经不太规律，备孕了 2 年还没有动静，于是她来到了我的门诊。她一坐下来，我就被她一双微微突出的、水灵灵的大眼睛吸引住了，不由得多看了她几眼。问完病史，我建议她查查内分泌功能，其中有甲状腺功能的检查和甲状腺彩超。

"医生，我来查不孕的原因，为什么要查甲状腺呢？"静静满腹疑问地望着我。

我告诉她："甲状腺是非常重要的器官，它和女性的月经、生育息息相关。一旦发生异常，会危害到体内几乎所有的器官和组织。"甲状腺疾病影响广泛，从胎儿、幼儿、儿童、青年到中老年，生命的各个阶段均有可能受到甲状腺疾病的困扰。而且，甲状腺疾病格外青睐女性，女性异常检出率是男性的 1.8 倍。我国 18～49 岁育龄期女性中，甲状腺疾病总体患病率高达 43%。

"哦，原来甲状腺还有这么重要的作用啊！"静静不由自主地摸了摸自己的脖子。

"甲状腺是我们人体最大的内分泌腺，位于颈前部，分左右两叶，就像一只安静蛰伏的蝴蝶。吞咽时，甲状腺可以随喉上下移动。"我一边给她做甲状腺的触诊，一边告诉她甲状腺的一些常识。同时，我触到了静静的甲状腺有Ⅱ度肿大。

"医生，甲状腺疾病和怀孕有什么关系呢？"静静问。

我解释道："甲状腺与女性生殖功能有重要的联系，甲状腺功能异常是导致女性不孕的一大重要因素。甲状腺对女性月经周期的调控有重要作用，对生殖系统的发育，以及胎儿着床、发育和成长都有着重要影响；和女性不孕、流产、死胎及胎儿智力发育障碍都有密切的关系。孕产期甲状腺疾病除病情复杂外，对母婴健康均有严重危害。

"因甲状腺疾病发病隐匿，病程较长，不少患者可以没有特异症状和体征，因此，有超过80%的患者不知道自己患有甲状腺疾病，接受规范治疗的患者更不足5%。有部分患者正是因为出现了月经失调，或因不孕症就诊筛查病因时，才发现患有甲状腺疾病。"

静静有点忧虑地问："我月经总是提前来潮，量也偏多，会不会是甲状腺疾病引起的呢？"

我点点头："不能排除是甲状腺疾病引起的月经失调。我们女性患了甲状腺疾病，就像蝴蝶折翼，飞不起来了。甲状腺需要我们小心翼翼地呵护，蝴蝶才能重新在阳光下舞蹈。"其实，静静那双微微突出的大眼睛已经让我觉得她很可能就是甲状腺疾病的患者了。

静静的检查结果出来了，不出所料，真的是甲状腺功能亢进。我一边叮嘱她去内分泌科规范治疗，一边交代她一些优生优育的注意事项。

像静静这样因为不孕症来就诊而被发现甲状腺疾病的女性为数不少，最常见的甲状腺疾病是桥本甲状腺炎、甲状腺功能亢进（甲亢）和甲状腺功能减退症（甲减）。此外，甲状腺结节、甲状腺癌的患者也都占有相当一部分比例。

大部分甲亢患者会伴随着月经紊乱、排卵机制异常，可能出现月经过少、闭经等临床表现，会对其生育能力造成一定的影响。此外，甲亢女性怀孕之后容易出现早产或者流产、死胎。有生育要求的女性或孕妇，应该在医生指导下用药。

其他常见的甲状腺疾病如桥本甲状腺炎，属于自身免疫性疾病，是常见的诱发甲减的一种疾病，可诱发排卵障碍、黄体功能不全，和不孕、流产都有一定关系。

因此，在我国 2022 版《孕产期甲状腺疾病防治管理指南》中指出，建议对备孕妇女均应进行甲状腺疾病的筛查。对于甲状腺疾病的高危人群，更应该积极做好甲状腺功能筛查，做到甲状腺疾病的早诊早治，将预防孕产期甲状腺疾病的关口前移至备孕期。

经过半年的精心治疗，静静的甲亢终于缓解了，她再次来到妇科就诊，大眼睛仍然是水灵灵的，但已经没有此前那种微微突起的表现了。"医生，谢谢您，我经过治疗后，月经已经正常啦，可以备孕了吧？"

我笑着点点头："可以了，祝您好孕！"静静欣然而去，望着她的身影，我觉得她很快就可以像蝴蝶一样，重新在阳光下飞舞了。

（顾春晓　钟秀驰）

# 谈 "炎" 色变

某年盛夏，一位叫冉儿的小姐姐怒气冲冲地来到我的诊室。我原本以为是天气原因，或者门诊患者多等太久的原因，结果她拿出外院厚厚一叠检验单，说她的妇科炎症一直治不好，来看看中医有没有好办法。

我想这炎症的症状一定是折磨得她好难受。在门诊我常规先不看检验单，而是先问诊，了解患者的病史、症状，因为觉得这样更利于解决患者最难受的地方。这一诊，更让我觉得这是个很好的习惯。

我用一贯的开场白问道："有什么不舒服吗？"冉儿可能真的对这病耗尽了所有的耐性，很烦躁地回答道："没有不舒服，我只是想生孩子，去检查，发现一堆炎症，就是治不好。"听到这，我感到了不妙，因为类似的患者真不在少数，开始翻阅起检验单。接着问道："没有白带多？外阴瘙痒、异味？下腹痛？""在此之前有没有曾经感染过什么妇科炎症？""或者有没有曾经有多个性伴侣？"前两个问题都得到否定的回答，第三个问题可能冉儿觉得被冒犯了，所以很恼火地回答："当然没有，只有我老公一个！"有时候我们医生也很无奈，真不是冒犯，而是了解病史需要。我立刻解释道："我之所以这么问，是因为你说没有任何不适，却做了很多检查，我想知道其他医生是不是出于别的考虑，所以我会问很隐私的问题。"这时，可能冉儿也感觉到我对她的诚意，终于语气缓和了一些，再慢慢给我道来了她抗"炎"的经历……

冉儿既往无特殊妇科病史，3个月前准备结婚的冉儿高高兴兴地到医院检查，告知想备孕，问需要做什么检查。医生开了一堆检查，其中包括白带常规、支原体、衣原体、淋球菌、宫颈癌筛查。结果是白带清洁度3度，支原体阳性，宫颈 TCT 提示：未见上皮内病变或恶性肿瘤（下面一行字：炎症可能）。后面开始了2个月的抗生素、阴道灌洗等各种治疗，这里不一一赘述。实话说，我也没认真看那些治疗，因为全都没有必要。

首先关于孕前检查，许多检查都不是必需的。

白带清洁度高于1～2度，除了因为炎症，还可以与外界潮湿的天气、饮食作息不规律、性生活等有关，大概率还是阴道微生态失调，若无不适，不需要治疗，更不需要抗生素治疗。人体是个奇妙的有机体，有一定的自愈能力。

其次，支原体可通过性生活传播，但非唯一传播途径，也可能是阴道的定植微生物。各种微生物（细菌）经常从不同环境落到人体，并能在一定部位定居和不断生长、繁殖后代，这种现象通常称为"细菌定植"。健康女性下生殖道存在多种微生物，而多种微生物相互制约，处于动态平衡状态，支原体定植但并未致病，属于支原体的健康携带者。而当免疫力低下或泌尿生殖道黏膜受损时，创造了支原体繁殖的有利条件，支原体侵犯尿道、前庭大腺及宫颈，继而引起相关部位炎症，出现白带异常、盆腔痛、输卵管积水、不孕等临床表现，这个时候就需要及时进行治疗了。

我和冉儿解释了一通后，说："像冉儿你支原体阳性按规范治疗 2～3 个疗程仍未转阴，但男女双方均无泌尿生殖道感染、不孕等相关症状，考虑为定植携带者，可暂停治疗。"

"啊？哦……"冉儿将信将疑。

我继续解释。

宫颈炎，可能十个有性生活的妇女去做妇检，九个人会被提示宫颈炎或"宫颈糜烂"。实际上，所谓的"宫颈糜烂"与生活糜烂毫无关系，绝大部分仅是生理性改变，称为"宫颈柱状上皮外移"。若无白带过多、性交出血、病原体培养阳性，定期行宫颈 TCT 和 HPV 检查，未提示宫颈癌前病变或癌变，往往是一种生理状态，无须处理。

此外，妇科分泌物检查病原体，主要包括念珠菌、细菌性阴道炎（BV）、滴虫、衣原体、淋球菌。它们都是需要治疗的，即便没有症状也需要治疗。其中滴虫、衣原体、淋球菌需配偶行相关检查，同时治疗。如若出现病原体的反复感染，与免疫力低下有关，应注重体质调节，并按照诊疗规范进行治疗。

"这样啊……"听完我的话，冉儿开心之余又为自己治疗了2个月感到难过。我说："治疗了2个月，检查结果没有任何变化，也值得高兴。"冉儿很疑惑，我解释道："生殖道本来存在各种细菌，但它们保持着平衡，不但没害还有益，就像肠道中有益生菌一样。我们过度地灌洗、滥用抗生素，可能会打破平衡，反而出现相关症状及继发有真正意义的炎症，如念珠菌、细菌性阴道炎等感染。但是，你结果没有变化，及时止损就可以了。"冉儿兴奋地说："那我现在不用开药？"我说："对，没有不舒服，不用用药，就放宽心专心准备婚礼吧！"

（张嘉晔　冯嘉欣）

# 从"宫颈糜烂"到成功妊娠

杨丽是一个年轻的职业女性，她和丈夫结婚后，一直希望能有一个健康宝宝。可是不知为何，几个月了，还没有成功受孕。最近，杨丽在体检时被告知患有宫颈糜烂，她十分担忧，不知道这个疾病会不会影响自己怀孕。于是，她来到我的门诊就诊。"医生您好，我是想来看宫颈糜烂的，这个病要怎么治？我老是怀不上孩子是不是和它有关？"

"首先，我给您纠正一个概念，'宫颈糜烂'不是真的糜烂。过去我们将'宫颈糜烂'分为病理炎性糜烂和假性糜烂。但目前研究发现，宫颈的柱状上皮外移，呈现出细颗粒状的红色，肉眼观察类似糜烂，但不是真的糜烂了，更和性生活没有任何关系。'宫颈糜烂'可为生理性改变，也可为病理性改变，将它定义为一种疾病并不合适，而应该称为'宫颈柱状上皮异位'。"

在听完我的解释后，杨丽了解了"宫颈糜烂"的实质，但还是有点疑惑，"那我怎么知道我的这个'宫颈柱状上皮异位'是否需要治疗呢？"

"现在我们更清楚地认识了宫颈的常见疾病，它除急性、慢性子宫颈炎外，子宫颈的生理性柱状上皮异位、子宫颈鳞状上皮内病变，甚至子宫颈癌也可表现为子宫颈糜烂样改变。如果没有白带增多的症状，病原体检测为阴性，宫颈癌筛查合格，那么这种'宫颈柱状上皮异位'可以视为生理性改变；如果病原体检测阳性，宫颈癌筛查发现异常结果，那就要进行干预。比如说，我们体检都要查宫颈 TCT 和 HPV，如果结果异常，就要按照宫颈癌三阶梯筛查的规范进行排查，直到明确诊断。"

"啊！还可能是子宫颈癌？我还这么年轻，不会的！"杨丽闻"癌"色变。

"先不要慌，宫颈癌与宫颈柱状上皮异位并没有必然联系，因为临床上是通过视诊诊断宫颈柱状上皮异位而确诊为宫颈病变的患者中，很大一部分恰好也存在宫颈柱状上皮异位，无论宫颈看上去是光滑还是糜烂，宫颈病变的风险都是没有差异的。我们肉眼很难区别生理性柱状上皮异位与子宫颈鳞状上皮内病变、早期子宫颈癌，建议你做宫颈病原体检查、宫颈细胞学检查（TCT）和 HPV 检测。"我安慰她。

杨丽听完我的解释，积极配合检查。一周后，带着所有检验检查结果回来复诊的杨丽，眉头紧锁，因为 TCT 报告单上提示：低级别子宫颈鳞状上皮内病变（LSIL），HPV52 亚型阳性。"医生，网上说这是宫颈上皮内瘤变，也是癌前病变，我该怎么办？"

"TCT 只是细胞学检查的异常结果，需要阴道镜活检才能明确诊断。如果是低级别病变，不要慌，大部分低级别鳞状上皮内病变（LSIL）可自然消退，但高级别鳞状上皮内病变（HSIL）具有癌变潜能。我们需要通过阴道镜及活组织检查，在镜下对可疑病灶做活检，根据结果决定下一步治疗。"

"好，医生您尽快帮我安排做这个检查，一天不明确，我的心就一直悬着，觉都睡不好。"杨丽显然被网上的言论吓坏了。

"放心，阴道镜下宫颈活检后一周就会有结果的。"我继续安慰她。

杨丽的阴道镜活检结果很快出来了，病理报告:（宫颈 6 点）低级别鳞状上皮内病变（LSIL）CIN1，免疫组化 P16 阴性。

"杨丽，你这个还只是低级别鳞状上皮内病变，临床上约 60% 的低级别病变会自然消退，需要定期复查，如果病情发展或持续存在就需要进行治疗了。你有备孕的打算，可以选择采用光动力治疗或宫颈电灼等理疗方法治疗。"接着，我给她对比了一下各种疗法的利弊。

经过治疗后，杨丽再次复查 TCT 和 HPV，终于获得了阴性结果。在我的叮嘱下，她开始纠正一些不良的生活习惯，不再熬夜，三餐正常，并开始运动，比如瑜伽、游泳、慢跑等。一年后，她终于迎来了自己的宝宝。当新生命呱呱落地时，杨丽的脸上绽开了幸福的笑容。

（郑夏玲　冯嘉欣）

# HPV 感染与怀孕

小孟最近准备怀孕，她特地到体检机构做了一系列的检查，希望把身体调整到最佳状态。体检结果出来后，她傻眼了：HPV 分型检测显示 81 亚型阳性！她顿时六神无主，听说 HPV 感染是宫颈癌的罪魁祸首，她决定先治疗病毒感染再怀孕。于是，她来到了我们妇科门诊的宫颈专科就诊。

坐在诊室里的小孟凑近了身子，小声地说道："医生，我有 HPV 感染。感染 HPV 是否可以怀孕？感染 HPV 会得宫颈癌吗？怀孕后对胎儿是否有不良影响呢？孕期或哺乳期可以接种 HPV 疫苗吗？"

诚如小孟所言，人乳头瘤病毒（HPV）感染是引起宫颈癌和生殖道湿疣的主要病因。目前已知 HPV 共有 160 多个型别，40 余种与生殖道感染有关，其中 13～15 种与宫颈病变发生密切相关。99% 的宫颈癌组织中发现有高危型 HPV 感染，其中约 70% 与 HPV16 和 18 型相关。近年来，随着我国妇女保健意识的不断提高，越来越多的女性重视宫颈癌筛查，有不少女性在备孕前或妊娠期发现 HPV 感染，倍感焦虑。

我让小孟不要焦急，我一一解答她的疑问：

## 1. 备孕期发现 HPV 感染是否可以怀孕

首先，HPV 感染是否影响备孕，不可一概而论。一旦发现 HPV 感染，不需要过度恐慌，因为 HPV 感染很常见，约有 80% 的女性一生会感染 HPV 病毒，因此感染并不可怕，而是要在专业医生指导下规范诊治。

临床中对于感染 HPV，需要排查有无合并下生殖道感染，如果合并阴道炎，建议积极治疗后再怀孕。还需要明确有无肉眼可见的生殖道尖锐湿疣。因为尖锐湿疣在孕期生长速度比较快，分娩时容易出血且可能感染新生儿。所以孕前发现生殖道尖锐湿疣最好先规范治疗后再怀孕。若为高危型感染，需明确是否合并宫颈病变。若 HPV 高危型感染，需要结合 TCT 结果，必要时行阴道镜检查术以排除宫颈癌前病变或癌变。如果排除了宫颈病变，可以先怀孕。如果有宫颈病变，需要根据病变具体情况、年龄及对生育的迫切程度等，充分评估利弊后，才能决定是先治疗还是先妊娠。

### 2. 感染 HPV 是否会得宫颈癌

我们知道高危型 HPV 感染与宫颈癌发病相关，但并不是感染 HPV 就一定会得宫颈癌。只有长期的、持续的感染 HPV 才会发展为宫颈癌前病变甚至癌变，这个过程长达 10 年左右，大部分患者感染后可自然清除病毒，自然清除时间 6 个月～2 年。因此，宫颈防癌筛查尤为重要。

### 3. 孕期发现 HPV 感染是否可以继续妊娠

孕期感染 HPV 的患者很担心 HPV 病毒是否会通过母婴传播。母婴垂直传播是有发生的，有报道新生儿 HPV 阳性检出率只有 1.5%。目前尚未有研究报道，孕妇感染 HPV 会导致胎儿畸形，也未发现 HPV 感染和流产或早产有关。

孕期查出 HPV 高危型感染需要结合妇科检查、宫颈细胞学检查后，进行综合考虑。如果宫颈细胞学结果异常，不能除外宫颈癌前病变或宫颈癌时，应进一步行阴道镜检查。如果细胞学未见异常，同时孕妇无不适症状，妇检宫颈亦无异常发现时，暂无需特殊干预，待产后 42 天复查即可。

### 4. 孕期或哺乳期是否可以接种 HPV 疫苗

怀孕期间应避免接种 HPV 疫苗，若已怀孕或准备怀孕，建议推迟或中断接种，妊娠期结束后再进行接种。如果在不知道自己怀孕的时候接种了 HPV 疫苗，不必过于紧张，也不需要进行干预，定期产检即可。

至于产后哺乳期，虽未观察到疫苗诱导的抗体经乳汁分泌的情况，但由于许多药物可经母乳分泌，因此，哺乳期接种疫苗需谨慎。

因大众对于 HPV 感染了解不够全面，导致闻"HPV 感染"色变，其实 HPV 病毒并不可怕，关键在于如何正确看待及处理。所以建议孕前一定要定期行宫颈防癌检查，发现问题及时到正规医疗机构进行诊治。

小孟听完我的解答，不由松了一口气。我接着告诉她："HPV-81 亚型是低危型，和宫颈癌的发生没有必然的关系。"接下来我给她做了妇检及其他检查，发现其并无生殖道感染，TCT 阴性。我笑着说，"小孟，你现在完全可以去备孕了。当然，即使生了孩子，以后还是要定期去体检的。"小孟点了点头，开开心心地回去了。

（朱敏　陈志霞　冯嘉欣）


# 支原体感染

## —— 不孕的导火索


小凤最近和丈夫大吵了一场，因为她查出了支原体，听说这是性传播疾病，会影响怀孕。她不由得对丈夫起了疑心，回家后少不得盘问一番，丈夫一听就火了，力证清白，让她好好去问问医生。

26 岁的小凤，刚毕业就与青梅竹马的男朋友结婚了。由于家里催生宝宝，所以小夫妻俩也积极备孕，可是一年过去了，肚子还是没有动静。

正当小凤百思不得其解时，闺蜜打来电话说自己感染了支原体，经常外阴瘙痒、灼痛、阴道分泌物增多，特别难受。小凤听后心想，自己最近白带也增多了，会不会也是妇科疾病引起了不孕？于是她来到了医院，找到了妇科医生，要求进行检测。检测结果出来后，就出现了本文开头的那一幕。

诊室中，小凤有些紧张地问我："支原体阳性要紧吗？会影响我正常生活吗？还能不能怀孕？"但她最关心的事情还是丈夫是否在外拈花惹草，传染给她的。我顺势给她科普了一下支原体的知识。

## 1. 支原体是什么

支原体感染是非淋菌性尿道炎的一种特殊类型。支原体是一种比细菌小、比病毒大的原核微生物，没有细胞壁，既不属于细菌类别，也不属于病毒，是微生物的一种单独类型。它主要在细胞的体内增生、繁殖。人体一旦免疫力低下，就极容易受到病原体的侵害，通过手、眼、毛巾、衣物、浴器、便具和游泳池等传播，但这种传播途径是极其少的，只有和患有支原体感染的患者共同生活，共用浴具时才可发生。虽然支原体感染可以通过亲密接触和母婴垂直传播，但主要是以性接触方式传播为主，男女之间可以相互传染，如与多人发生性关系、性伴侣有非淋性尿道炎、卫生习惯差等都容易感染。

## 2. 支原体感染有哪些表现

支原体感染引起的疾病，男性多为非淋菌性尿道炎、前列腺炎，表现为尿道刺痒、烧灼感和排尿困难，少数有尿频；尿道口轻度红肿，分泌物稀薄；也有部分患者无症状。

非孕期的女性感染支原体，常可引起尿道炎、盆腔炎、宫颈炎等，一般表现为分泌物异常、外阴瘙痒、下腹部疼痛不适或小便不适感等。

　　　　　　　　　　　　　　　　诊室的故事——怀孕那些事儿

孕期感染可导致早产、流产，新生儿也可能因抵抗力低而被产妇感染，出生后出现支原体肺炎等。但如果能及时接受积极的治疗，痊愈后对怀孕没有太严重的影响。一般有支原体感染的女性，不建议怀孕，可以在治愈后再考虑。支原体感染可以通过性传播，夫妻双方需要共同治疗。在治疗期间，应注意个人卫生，禁止性生活，预防交叉感染。如果感染支原体而出现了生殖器的炎症症状，或反复感染，或不洁性生活，就增加了怀孕的难度。输卵管长期感染后，还可以导致输卵管阻塞，出现不孕或异位妊娠。

### 3. 感染了支原体后是否需要治疗，如何治疗

女性患者检查时，常采用宫颈拭子，男性患者常采用尿道拭子，再进行培养。由于女性生殖道内支原体定植较为常见，故支原体检出率也相对较高。

当检测出支原体为阳性，没有出现不适症状，提示支原体仅寄居于泌尿生殖道黏膜，相当于只是在黏膜上"搭了房子"，并未致病，属于支原体的健康携带者，不需要进行治疗。当阴道黏膜出现损伤，或机体抵抗力减弱时，支原体可发展成为致病微生物，在泌尿生殖道黏膜上"违章搭建"，导致尿道炎、阴道炎等相关疾病，甚至出现上行感染，向非正常定植部位"开疆拓土"，引起子宫内膜、输卵管、卵巢甚至盆腔出现感染。一旦出现相应的临床综合征，例如分泌物异常、瘙痒疼痛等不适感，或者影响了怀孕或导致流产，抑或非正常定植部位的感染时，就需要进行抗感染治疗，需要治愈后才适合妊娠。

我跟小凤说："你备孕了一年都没有成功妊娠，支原体感染可能是个导火索，应该进行治疗。"

在日常生活中值得注意的是：与支原体携带者同房时，需使用避孕

套，以免通过性生活传染；支原体感染时，应禁止房事，用过的毛巾、浴盆、浴缸、马桶要消毒后，或者进行太阳暴晒后再使用，避免反复接触病原体。饮食宜清淡，不吃辛辣食物，多运动，增强身体抵抗力；在没有治愈前，避免性行为，以免影响治疗效果。

虽然支原体感染后可以通过性传播，但由于相当一部分健康人仅是携带，并没有列入性病的黑名单，和梅毒、淋病、艾滋病等疾病的管理是不同的。

听到了我的解答，小凤安心了许多，丈夫也接受了支原体检测，结果为阴性。不过，他并未反过来倒打一耙，而是鼓励小凤遵照医嘱积极治疗。经过治疗后，小凤的支原体检测很快转阴了，成功怀上了宝宝。

（简乐乐　冯嘉欣）

# 真假多囊卵巢综合征

小美今年 28 岁，和男朋友准备步入婚姻的殿堂。事业上也有好消息，因为夜以继日地赶在竞争对手前完成了一个大项目，她也得到了晋升的机会。本该是喜气洋洋的日子，但小美的体检报告里提示了卵巢多囊样改变。她在网上看了很多相关的文章，很担心会影响自己以后怀宝宝。

小美带着体检结果来到医院，一坐下就急切地问："医生，你看看这个报告，我是不是多囊卵巢综合征啊？我已经准备结婚了，这个病会不会让我怀不上宝宝？"我安抚道："小美，你先别着急，先来说说你的月经怎么样？多久来一次呀？"

"我的月经很正常呀，每个月都按时来，每次来的量也正常。"

我了然地哦了一声，就说："你看，你月经是正常的，又没有性激素等其他结果支持。而多囊卵巢综合征是一种主要以雄激素过高的临床或生化表现，以持续无排卵、卵巢多囊改变为特征的，常见且复杂的妇科内分泌疾病，不能单凭 B 超结果断定你就是多囊卵巢综合征。"

"啊？难道 B 超报告了多囊卵巢也不能确诊吗？"小美将信将疑地问。

"这里其实存在一个很大的误区，很多人看到超声提示卵巢多囊改变就以为自己得了多囊卵巢综合征。其实很多因素都可以引起卵巢多囊样改变，比如高催乳素血症、甲状腺功能异常、库欣综合征、卵巢抵抗综合征等影响生殖内分泌轴功能的疾病都有可能，当然最常见的是多囊卵巢综合征，甚至健康人也可以表现为卵巢多囊样改变。我们女性一生有 400～500 个成熟卵子排出，生育期每个月有 3～11 个卵泡发育，经过募集、选择，一般只有一个优势卵泡完全成熟并排出。如果做 B 超的时间在临近排卵期，那么就可能看到卵巢多囊样改变。而多囊卵巢综合征是排除性诊断，在排除垂体腺瘤、高泌乳素血症、卵巢肿瘤、肾上腺皮质肿瘤、甲状腺功能异常等影响生殖内分泌轴的疾病后，才能确诊的。也就是说，有的时候你看到的'多囊卵巢'可能是个假象。"我说。

解释了一通后，我仔细地询问病史，查看了性激素 6 项的结果，我得知小美近段时间经常熬夜工作，"压力山大"；饮食不规律，饥一顿饱一顿。我劝她要注意身体，规律作息，正常饮食。"虽然你目前还不能诊断为多囊卵巢综合征，但精神因素是影响女性内分泌的重要因素，如果你长期处于精神紧张的状态，不能自我调节，那么你离多囊卵巢综合征就近了一步，多囊卵巢综合征是会影响生育的。你自己要注意保护子宫和卵巢啊。"

小美认真地点头，记在了心里。回去后，合理安排自己的工作，拉上男朋友一起锻炼身体，规律作息。面色红润的她在月经后的第5天再次复查妇科B超时，发现这次"卵巢多囊样改变"消失了，这下可算是放心了！

（冯嘉欣　钟秀驰）

# 巧克力囊肿

## —— 一种和巧克力无关的囊肿

"医生，我再也不吃巧克力了！"这是小梅来到我诊室里说的第一句话。我很疑惑，于是在仔细地询问下，知道了前因后果。小梅跟我说，这一年来，她总觉得自己不仅痛经越来越厉害，就算是平时没来月经的时候，小腹也在隐隐作痛。行房时小腹更是痛得厉害，根本进行不下去。后来上网一查，便怀疑自己得了"卵巢巧克力囊肿"。越来越难以忍受的腹痛和不安的心情，促使小梅来看妇科门诊。

"别紧张，这个病和你吃不吃巧克力完全没有关系。"我安慰她，"有做过相关妇科彩超之类的吗？"小梅摇摇头。于是我帮她先做了个妇科检查，又给她开了彩超的检查单，让她先去做检查。小梅很快就回来了，果然报告单上写着"左侧卵巢内囊性团块，考虑子宫内膜异位囊肿"。

我告诉小梅，她的痛经确实是因为"卵巢子宫内膜异位囊肿"，也就是小梅口中的"卵巢巧克力囊肿"，属于子宫内膜异位症。但这个病跟我们平时吃的巧克力一点关系也没有。要了解这个疾病和它为什么被冠上"巧克力"的名头，就要从什么是子宫内膜异位症说起。

正常来说，子宫内膜是附着在子宫上的一层黏膜，每个月随着身体雌激素水平的变化，会定期脱落，形成经血。正常来说，这些脱落下来的内膜会跟着月经血一起排出，但有些内膜碎片会因为种种原因跑到身体的各个地方，其中最常见的方式就是通过输卵管逆流进入盆腔，像蒲公英的种子一样种植在盆腔的脏器表面，比如腹膜、韧带、直肠、卵巢。以卵巢为例，内膜碎片在卵巢表面安营扎寨，会听从卵巢的指令，和子宫腔内的在位内膜一样，每个月定期脱落引起短暂出血。但卵巢是腹腔内的实性器官，无法向体外排出血液，久而久之，就会在卵巢内形成一个囊肿，囊内是陈旧性的出血，质地非常黏稠。当这个囊肿在手术中被剥开的时候，囊内沉积日久的血液就会流出来，样子像融化的巧克力浆一样，所以就给了它个俗称，叫"卵巢巧克力囊肿"，简称"内异症"。

像小梅这样不断加重的痛经和非经期下腹痛、性交痛的症状，结合超声检查结果，确实符合"卵巢子宫内膜异位囊肿"的表现。但是，B超并不能作为确诊的依据，通过手术取得病理检查才能确诊，依据病理结果来制定进一步的治疗策略。巧克力囊肿不但会引起痛经、盆腔痛和性交痛，有些患者还会继发排卵障碍，继而引起月经失调和不孕。

听完我的解释，小梅似懂非懂地点点头，然后紧张地问："医生，那我这个囊肿只能手术切掉吗？会不会影响我以后要孩子啊？"

"唔，是药物治疗还是手术治疗，或者还有抽吸囊液的治疗，这些要依据具体病情，具体分析。"我笑了，又说："你要是愿意要孩子就再好不过了。内异症的患者不容易怀孕，但一旦妊娠，则会是最好的治疗。我前面说过了吧，卵巢巧克力囊肿形成的原因就是那些在卵巢的内膜碎片跟着身体的规律，在卵巢定期脱落引起出血。如果这时候怀孕了，正常的月经会停止，这些在卵巢的内膜碎片定期脱落引起的出血也会跟着一起停止，囊肿会因为有段时间没有出血或怀孕期间身体激素的变化而缩小。最好能阴道分娩和充分的母乳喂养，临床上不少患者产后缓解的时间长达近 10 年，甚至不再复发。所以，当卵巢巧克力囊肿不太大，又有生育要求时，我们主张中医药治疗，并辅以调经助孕，希望能尽早怀孕。如果暂时不想要孩子的话，也可以通过西医治疗。当然，在西药服用过程中会影响内分泌水平，出现所谓的'假孕'或'假绝经状态'。这种时候是不会妊娠的。当然，在治疗过程中，需定期 B 超监测囊肿的状态，如果囊肿不断增大，或 B 超提示囊内有实性部分，或者囊肿破裂引起剧烈疼痛时，是需要手术治疗的。对了，对于此病有否进展或恶变可能的监测，可以通过测 CA125 的数值是否升高来进行。如果 CA125 的数值不断升高，也建议手术探查。"

我解释完，给小梅做了妇科检查，考虑囊肿并不大，就给她制定了中药治疗方案。她拿着药方释然地离开了诊室。

（钟秀驰　杨思琦）


# 胖子和瘦子，谁会更好孕


某日，茵茵被妈妈押着来到我的门诊，她妈妈告诉我："这丫头，叫她不要减肥，她偏要减肥，这下子好了，瘦了这么多。要生娃，还得胖点好！"我看了看茵茵，体形很正常，实在谈不上是瘦子。但是，茵茵妈的话也代表了我们的普遍观点，认为"微胖界女神"好生养。真的是这样吗？

我看了茵茵体检的体质指数（Body Mass Index，BMI）为23.1，确实是正常的，但腰臀比已经达到0.81了。我笑笑说："茵茵，你确实是达到了肥胖的标准哦。"茵茵妈一听急了，她怎么也不觉得女儿肥胖，这是怎么回事呢？

我们常常用体质指数（BMI）来判断胖瘦，体质指数是指体重（kg）/身高（m）的平方。当BMI < 18.5kg/m$^2$为低体重，18.5kg/m$^2$ ≤ BMI < 24kg/m$^2$为正常体重，24kg/m$^2$ ≤ BMI < 28kg/m$^2$为超重，BMI ≥ 28kg/m$^2$为肥胖。但BMI不能区分腹部脂肪还是周围皮下脂肪，不能反映出体态，我国目前对于腹型肥胖的界定标准是男性腰围 ≥ 90cm、女性腰围 ≥ 85cm。我们目测的"微胖界女神"，往往BMI在正常范围内。

人们之所以对肥胖忧心忡忡，不断追求减肥以达到正常体重，源于对疾病和生育的担忧。肥胖除了会诱发糖尿病、高血脂、高尿酸血症、肿瘤、骨关节疾病之外，女性的肥胖还会导致不孕，诱发自然流产；在整个妊娠期，也面临更多的挑战和风险，如妊娠糖尿病、妊娠高血压综合征、早产等。肥胖导致不孕和不良产科结局的原因是多方面的，例如：①肥胖患者常患有多囊卵巢综合征，因排卵障碍而出现月经不调、难以受孕。在患复发性流产的多囊卵巢综合征中，大约有70.7%的患者患有易栓症，导致反复流产。②出现不规则阴道出血的时候，尤其是经间期出现不可预测的出血，无法进行正常的性生活，难以自然妊娠。③肥胖患者容易在孕期并发妊娠糖尿病和妊娠高血压综合征，诱发早产、产程延长。

研究发现，体型适中（18.5 ≤ BMI < 24）的患者，不但较容易妊

娠，而且流产率较低。肥胖患者在治疗不孕的时候，需要更大剂量的药物，但卵巢反应差，流产率较高，活产率也相对低。这可能是因为肥胖的人更容易出现胰岛素抵抗，体内的雄激素水平更高。肥胖的患者还容易出现子宫内膜息肉，不利于妊娠。 体形偏瘦的患者在药物治疗不孕的时候，虽然能够有相对好的反应，但妊娠结局却和肥胖型的患者是差不多的。因此，肥胖或过瘦的体形对生育都是不利的，适中的体形才有利于生育。

茵茵妈听了我的解释，恍然大悟地"哦"了一声。我问了问茵茵，她开始运动减肥之后，体重下降了2.5kg，但月经规律了，人也不再觉得疲惫。我笑着对茵茵妈说："没错，我们女性确实不能太瘦，但也不能实施'养猪计划'，备孕期间，确实应该鼓励运动，有利于生出健康的宝宝。"

那么，我们该怎么做，才能把体重和体型调整到合适的状态呢？

首先，要调整生活方式。不合理的生活方式可以诱发肥胖或消瘦，例如抽烟喝酒、高度紧张的工作生活节奏、压力过大、熬夜或昼夜颠倒、缺乏运动、不合理的膳食等。

正常的生活方式包括规律作息，进行体重管理。规律作息是指不熬夜，制定合理的工作、生活计划。体重管理包括合理膳食、适当锻炼，将体重调整至正常范围，着重注意腹围的控制。运动的形式不限，一般选自己喜欢的运动方式为宜，如此才能长期坚持下去，如慢跑、跳绳、打球、游泳、健步走、体育舞蹈、八段锦等，每天坚持半小时，持之以恒，才能见效。

其次，可以利用食疗。食疗需要中医的辨证施膳，对于痰湿证的肥胖病患者，可以用决明子山楂茶、荷叶茶、八宝茶等等，都有一定的化痰湿、消食积的作用，以达到减肥的目的；对于气血虚弱证患者，无论胖瘦，都可以饮用黄芪茶、人参茶，通过健脾益气，以达到补气生血、健脾化痰的作用。

日常生活中也有不少能够健脾胃、化痰湿的食品，例如八宝粥、薏苡仁赤小豆汤、党参怀山茨实汤等，既是美味的汤羹，也是寓药于食的好膳食。

再次，可以进行中医治疗。对于肥胖病，可以进行针灸、中药、药浴、穴位敷贴、中药封包等多种治疗方法。无论胖瘦，都需要进行营养干预，均衡膳食，才能达到调整体重的效果，必要的时候还需要营养师进行营养治疗。

茵茵和妈妈听完，若有所思地说："原来这是肥是瘦，是有门道的，是有科学标准的，不是以我们看着怎样来评定的。'体重管理'这是门科学，我们还做得不够呢！"我也笑了："革命尚未成功，同志仍须努力！"

（钟秀驰　杨思琦）

# 手术能根治多囊卵巢综合征吗

玥玥今天来复诊，满面愁容的她开口第一句就是："医生，我今天来月经了，验了尿妊娠是阴性，又失败了！怎么办？"她打开一个满满的文件袋，抽出几张上个周期的彩超单，上面主要是每次监测卵泡的情况。已经是第3个周期促排卵治疗的玥玥，经历了多次彩超监测排卵，她都学会了看报告：双侧卵巢呈多囊样改变，未见明显发育卵泡。尽管如此，她依然坚持监测，满怀期待地尝试。

玥玥问："医生，这多囊是什么病？为什么我总是促排卵失败呢？"

我解释道："卵巢多囊指的是经阴道超声提示一侧或双侧卵巢内≥20个直径为2~9 mm的卵泡，有20%~30%正常女性的B超会显示为多囊卵巢。但彩超提示卵巢多囊并不代表一定就是多囊卵巢综合征，这需要结合个体症状和体征，包括月经表现、有无排卵、性激素和代谢指标等综合评估，排除其他引起雄激素过多的疾病后才能诊断。

多囊卵巢综合征患者由于排卵障碍，有生育要求的时候常常需要促排卵治疗，利用药物促进卵泡发育、成熟、排出，才有机会和精子相遇、结合成受精卵。打个比喻，卵巢里面的卵泡就像是种子，而促排卵就像是施肥，能促使种子发育。如果种子在地里成功发芽了，那施肥就有效。"

玥玥追问："那为什么我促排卵后仍未见明显发育卵泡呢？要不要把药量加到最大？"

我赶紧打消了她的想法！因为促排卵药物并不是灵丹妙药，一用就见效。总有人，要么卵泡总是"千呼万唤不出来"，要么对促排卵药反应过度，导致卵巢过度刺激综合征。所以，我们促排卵的时候往往是从小剂量开始的，需根据每个人的反应调整药量。

玥玥带着期望的眼神问："医生，我听说有卵巢打孔术，别人手术后第一个月就能成功怀上了，这能帮到我吗？我不怕疼的！"我真佩服玥玥，以及像她一样，为了怀孕而奔波检查就诊、每日吃药打针、不懈努力但也可能落空却坚持着的女性，也心疼她们呀。

卵巢打孔术是用一根较粗的电凝针在不通电的情况下，在卵巢表面打几个孔，有利于在术后短期内自然排卵，从而增加怀孕的机会。如果

诊室的故事——怀孕那些事儿

术后短时间内怀不上，卵巢强大的自我修复功能会让卵巢恢复之前的状态，将仍有多个不发育的卵泡潜伏，继续不排卵或稀发排卵，所以，打孔术并不能根治多囊。同时，如果手术中打孔过多，或者技术操作不熟练，在打孔过程中会对卵巢功能造成损害。"杀敌一千，自损八百"之事应慎之又慎！如果仅仅为了卵巢打孔而进行一次腹腔镜手术，还需要承担治疗无效、盆腔粘连的风险，选择这种治疗方式真的需谨慎、打孔也要适可而止！

腹腔镜卵巢打孔术作为二线治疗（不是一线首选治疗），通常适用于对克罗米芬存在抵抗、来曲唑治疗无效、顽固性 LH 分泌过多，或因其他疾病（如输卵管粘连、梗阻、积水或子宫内膜异位症等）需进行腹腔镜检查盆腔的患者。但有腹腔镜手术禁忌者、疑有卵巢储备功能下降者、盆腔粘连严重者不宜选择。

通过详细讲解，玥玥终于明白了：手术治疗并不能根治多囊，也不是适合于所有多囊患者，更非无风险之举。

（陈敏红　杨思琦）

# 经期延长，都是憩室惹的祸吗

37 岁的李女士最近被月经折磨得痛苦不堪，原本每月 5 ~ 7 天就能干净的月经，现在要滴滴答答拖上 2 周才能干净。因为要备孕二胎，李女士便去查了个妇科彩超，本想着监测一下排卵，顺便检查一下子宫的情况，没想到这一查便查出个"子宫憩室"。这下可把李女士吓坏了，急忙挂了个妇科门诊的号。

"医生，这个子宫憩室是什么啊？我月经总是要拖很久是不是跟它有关系？"李女士刚坐下来就很焦虑地问我。

"子宫憩室其实就是在子宫上有了一个'坑'，当来月经的时候，就会有经血流到里面，就像是水洼积了水不容易流出来，然后就会引起月经总是滴滴答答，很久才能彻底干净。"我解释道。

"那这个子宫憩室是怎么来的啊？我上一次生孩子前做检查的时候还没有来着。"李女士嘟囔着，对于这个无妄之灾有些委屈。

"生了几个小孩？是剖宫产的吗？什么时候生的？"我一连问了几个问题。

"生了一个，差不多十年前，是剖宫产。当时生完孩子再来月经的时候还没有这种情况的。但是近一年就开始每次月经都要拖上两周左右才能彻底干净。"李女士回答道。

"那引起月经淋漓不干净的罪魁祸首很大可能不是子宫憩室。"我跟李女士说，"引起月经淋漓不净的原因有很多，子宫憩室也是其中一个很重要的原因。子宫憩室大部分是由于像剖宫产这种子宫手术术后伤口愈合不良引起，绝大多数发生在剖宫产术后 6~12 个月。也就是说，如果真的是子宫憩室引起的月经淋漓不净，一般在手术后一年内就会出现。像你这种时隔这么久才出现症状的，很可能就是其他原因引起的。"

"医生，那会是什么原因啊？我最近准备生二胎了，这样的月经和这个子宫憩室会不会影响我备孕？"李女士很焦急地问道。

"您先别着急"，我安慰李女士道，"您月经总是不干净的原因肯定是要查清楚的。这个子宫憩室对备孕的影响也是有的。子宫憩室最常见的危害有 3 个方面：一是异常子宫出血，大多表现为经期延长或月经过多。

二是在憩室为瘢痕组织，长期慢性炎症刺激，容易形成子宫内膜息肉，这也会加重经期延长和月经过多。三是在怀孕时，胚胎一不小心就在那个憩室里落地生根，就造成了子宫瘢痕妊娠，是很危险的异位妊娠；即使胚胎没有在憩室落地生根，在接近临盆的时候，整个子宫就像一个被吹起来的气球一样，到那个时候，憩室就会是最薄弱的一个地方，有可能引起子宫破裂。所以在怀孕期间要严密监测，一有异常，及时干预。

此外，经期延长还有很多种原因，如子宫内膜息肉、子宫内膜炎及内分泌失调引起的疾病等。建议您下一步先查明白经期延长的原因，再去考虑子宫憩室和备孕的问题。"

我建议李女士检查了相关激素和宫腔镜检查。宫腔镜下确实发现了子宫憩室，但憩室内并无赘生物，反倒是宫腔内发现了多个大小不一的子宫内膜息肉。子宫内膜息肉同样也是很常见的引起月经量增多、经期延长，以及月经淋漓不净的元凶；同时，子宫内膜息肉也能导致不孕；随着年龄的增长，恶变的可能性也越来越高。所以发现后要引起重视，尽早处理。李女士在发现子宫内膜息肉后很快就安排做了子宫内膜息肉切除术，手术结束后不久，李女士的月经就恢复正常了。原来，子宫内膜息肉才是李女士经期延长真正的"罪魁祸首"。

（钟秀驰　杨思琦）

# 一颗小肌瘤引发的忧虑

28岁的小萌在这次体检中发现了一个10mm的子宫肌瘤。这个肌瘤很小，可是却成了她心头的大负担。家里人都劝她快点去看看，以免耽误以后要孩子，朋友们在听说小萌长了肿瘤后也都露出了惋惜的神情。慌了神的小萌赶忙来看妇科门诊。

"医生，我长了肿瘤，赶紧帮我切掉吧。医生啊，你看我还能活多久啊？"这是小萌进到诊室说的第一句话，她的脸上写满了焦虑和恐惧。

我被她问得有点懵，不过还是要先问清楚前因后果。"怎么了吗？你是哪里不舒服吗？不着急，慢慢说。"我试图安抚面前这个慌乱的小姑娘。但小萌只是摇摇头，"我没有不舒服"，她一边说着，一边从包里掏出体检报告递给我，"但是我的子宫里长了个肿瘤……"

我翻了翻报告，果然看到妇科彩超那页写着"子宫肌瘤（10mm×9mm×9mm（后壁））"。"你说的肿瘤是这个吗？"我指着报告向小萌确认了一下，小萌点点头。

"可以先不用担心了，这个是子宫肌瘤，一般都是良性的。你有什么症状吗？像平时老觉得腰酸背痛，大小便异常，或者说月经和白带和之前有没有什么不一样？"

"没有，完全没有，能吃能睡，一切正常，所以才没有注意身体的变化，要是早点检查就好了。"小萌叹了一口气，"医生，那我要做手术切掉它吗？"

"既然没有症状的话，就只要先观察，定期复查就行了。如果症状比较轻或者肌瘤不太大的话，可以用一些药物控制一下。只有当子宫肌瘤引起月经过多导致贫血、腹痛、不孕、流产、大小便异常，或者长得太快可能恶变的时候，才考虑做手术切掉它。像你这个只有黄豆大小而且没有引起任何症状的子宫肌瘤，只要定期复查彩超就好了，如果它真的情况不对，到时候再考虑手术或者其他治疗方案吧。"

"那这个子宫肌瘤会影响我以后要孩子吗？本想等工作稳定了再考虑成家的事，没想到没等到另一半，反倒等到了一个子宫肌瘤。"小萌幽幽地叹了一口气。

"目前来看是影响不大，不过我还是建议你要把成家生娃的事提上日程。毕竟子宫肌瘤也是可能会长大的。"我对小萌说道，"如果把子宫比作土壤，胚胎比作种子，那子宫肌瘤就像地里的石头，目前，你这个还只是个小石子，一般是不会影响正常播种收获的，你看很多植物就算地里有石头也长得好好的，不是吗？但是，这石头大了，多了，到种子都没地方落地生根，或者土里的压根就不是一般的石头，已经把土壤污染了，种子根本没法生长，这就成问题了。所以，子宫肌瘤一般不影响怀孕，但在备孕期间还是要让医生先评估一下子宫肌瘤的情况。有些肌瘤虽然小，但突在宫腔内，妨碍了胚胎着床；或者肌瘤正好长在输卵管内口附近，堵住了输卵管内口；或者肌瘤导致月经量多，也会影响妊娠的。这些情况下，就应该考虑手术剔除肌瘤，术后再调经助孕。"

小萌仍然有些忧心忡忡，问："肌瘤还是会长大的，可我现在还没有婚育的条件，是否能吃点药控制它的生长呢？"我告诉她，目前还没有特效药可以缩小子宫肌瘤，一些抑制肌瘤的药物仅适用于手术前，以减小手术难度，但她的肌瘤较小，可以考虑定期观察，或者参考广东省名老中医黄健玲教授的经验，用活血消癥的方药进行治疗，根据她的生育需求调整方案。无论选择哪一种方法，都需要定期查妇科彩超了解肌瘤的情况。

听完我的一番话，小萌终于吃下了定心丸，她向我表示，一定会定期监测肌瘤，如果肌瘤增大或者有不适时，再来找我。

（杨思琦　钟秀驰）

# 哭泣的子宫

"医生，我是不是没办法再怀孕了？"莉莉拿着一张妇科三维彩超的报告单忐忑不安地坐在我面前，彩超上描述了子宫内膜菲薄，宫腔可见粘连索，考虑为宫腔粘连。

"以前没有怀孕过吗？"我一边翻着既往的病历一边问，她以前看过几家不同的医院，病史上都写着否认妊娠史，否认宫腔操作史。莉莉点头道："嗯，没有怀过孕！"看着她闪烁的眼神，我心里起了一阵疑云。

"如果没有做过人流之类的手术，那得考虑一下子宫内膜结核的问题了，这可麻烦了，被结核分枝杆菌感染过的宫腔，就像一片荒漠，寸草不生，很难受孕，也不适合做试管婴儿。"我字斟句酌地说着，"如果是人流导致的宫腔粘连，病情不严重的话，治疗后还是有怀孕机会的。"

莉莉的眼圈突然一下子红了，低下头，泪水啪嗒一声掉在桌面上。

莉莉的月经量是 8 年前开始减少的，这 2 年越来越少了，现在仅需护垫，少得仿佛只是每个月给她打个招呼，告诉她月经来潮了。结婚已经好几年了，一次也没有怀孕过，丈夫检查了精液常规并无异常，这使得她心里非常不安。18 岁时的往事，时不时闪过心头。原来，18 岁的时候，她和男朋友偷尝了禁果，发现自己怀孕后惊恐万分，既害怕家里人责骂，又不愿意因此而中断自己的学业，更害怕被周围的同学和老师知道而被耻笑。两人商量了半天，偷偷地跑到一个私人诊所做了人流手术。手术之后，月经量就逐渐减少了。这几年来，看了好多次医生，但月经量并没有增多，不由得有些心灰意冷。

莉莉啜泣了好一会儿，才把这件往事告诉了我。我叹了口气。确实，如果没有宫腔手术史的话，宫腔粘连的发生率是较低的。宫腔粘连的大名叫作 Asherman 综合征，指人流之后宫颈或宫腔的粘连。此外，产褥感染、子宫内膜结核、盆腔放疗、宫腔手术、宫颈锥切手术等都有可能造成子宫内膜损伤，导致宫颈或宫腔的粘连，出现月经过少，甚至闭经。

为什么宫腔粘连会引起莉莉不孕呢？这是因为，我们的子宫内膜就像肥沃的土壤，胚胎就像种子一样，可以在土壤中扎根发芽，成长为新生命，一旦子宫内膜损伤，就好比土壤沙化荒芜，寸草难生。粘连后的宫腔由于子宫内膜贫瘠，无法容纳我们的小客人——胎儿，要么难以受孕，要么引起稽留流产。这样的宫腔，也不适合做试管婴儿，因为胚胎移植后妊娠率低而流产率高。重度宫腔粘连导致的闭经，被称为"生殖的癌症"，常常令医生束手无策，是治疗不孕的拦路虎。

由于对避孕方式的不了解，过去曾有很多人误把人流作为避孕方式。随着生殖健康知识的普及，"性教育"已逐渐公开正规化，而不再是羞人的话题。因意外妊娠而要求做人流的人越来越少了。但是，仍然有青少年因懵懂无知，或有些人怀孕后因各种原因决定终止妊娠，做了人流手术，术后发生宫腔粘连，待到想生育的时候，却发现怀孕困难。其实，那越来越少的月经，就像子宫暗自在哭泣，为自己受损伤的内膜而悲伤。如果世界上有后悔药，这后悔药应该就是没有生育要求的时候好好避孕吧。

莉莉在我的建议下接受了宫腔镜手术，术中确诊了宫腔粘连。幸好，分离宫腔粘连了之后，宫腔的形态恢复了正常。莉莉术后口服了戊酸雌二醇片（补佳乐）以促进内膜生长，并服用补肾活血中药调经。在精心治疗后，月经终于恢复了正常；停服补佳乐之后，再次监测排卵时，测得了内膜达到 10mm。莉莉心里的一块大石头终于放下了。

一年之后，我收到了莉莉的短信，顺产了一个胖小子。在恭喜她喜得贵子的时候，也有些感慨，希望我们的生殖健康知识普及得更早一些，不仅仅是课堂上虚晃一枪。这样，莉莉们的伤心就不会重演。

（钟秀驰　杨思琦）

# 谁是不孕的罪魁祸首

这几年，玲玲的身体不太好，月经毫无规律，常常淋漓十多天都不能干净，总是觉得疲惫无力，一到经期就觉得头晕眼花，加上平时工作压力很大，常常需要加班，经期更觉虚弱。如今，她结婚已经三年了，一直没有怀孕的迹象，不免有些着急。于是，她来到了妇科门诊，想调好月经再备孕。

"医生，我的月经为什么会乱七八糟？"我告诉她，这种情况大家都统称为"月经失调"，在医学上称"异常子宫出血"。引起异常子宫出血的疾病有多种，需逐一排查。我给她做了妇科检查，没发现异常；进一步查了妇科彩超、性激素、凝血功能等项目，也没有发现肌瘤或囊肿等疾病。初步考虑，玲玲的异常子宫出血是排卵障碍导致的。

异常子宫出血是一种常见的妇科疾病，是指与正常月经的周期频率、规律性、经期长度、经期出血量中的任何一项不符合、源自子宫腔的异常出血。那么，引起异常子宫出血的原因有哪些呢？最常见的是排卵障碍，这也是引起不孕的最常见原因，其他原因还有子宫内膜息肉、子宫肌瘤、子宫腺肌病等。异常子宫出血的症状，包括月经量过多或月经时间过长、月经间期缩短、月经不规律等，常常导致贫血，影响生活质量。玲玲正是因为长期的月经紊乱而引起了疲劳。当然，这也是她不孕的罪魁祸首。

玲玲这种月经周期、经期、经量严重紊乱的月经病，属于中医的"崩漏"范畴。通过中医的辨证治疗，可以调理好月经。我给玲玲开了益气止血、调经助孕的中药，并建议她均衡饮食，改善营养，适当户外运动，调节情绪，为新生命的到来做好准备。

除了治疗，平时的调摄护理非常重要。从中医的角度讲，这种严重的月经紊乱与长期的精神压力有一定关系。平时工作劳累，忧思多虑，导致脾气亏虚，不能制约经血，出现月经淋漓难净。因此，情志的调节很重要，既不能喜怒无常，也不宜郁郁寡欢，借助户外运动、听轻音乐等方法，可以保持平静愉悦的心情；适当调整工作，减轻压力，也有利于心情平静。我建议玲玲，如果确实无法减少工作强度，最好能够规划好工作和休息。必要时，可以请丈夫帮忙参详一下。夫妻间多聊聊，有助于促进感情嘛。

此外，我还告诉玲玲，饮食不节，如暴饮暴食或过度节食，也会损伤脾胃，导致脾气亏虚，出现月经失调。"医生，我饮食还算规律的，就是不知道我吃什么可以帮助调理气血？"玲玲果然是广东人，非常关注食补这个老话题。我告诉她，日常生活中可以饮用茉莉花茶或香片，达到疏肝解郁、心情舒畅的食疗效果；党参、怀山药、茯苓都有益气健脾的作用，可以炖汤，适当食用；加几片陈皮，还能行气消滞。经期可以吃点艾叶制成的食品，比如青团、艾糍、艾叶粥等，可以温经止血；月经后，还可以吃点玫瑰四物膏、五红汤，用当归煮鸡蛋、桑寄生煮鸡蛋等代替茶叶蛋，不失为食疗的好方法。

玲玲释然而去。在接下来的治疗中，她很快止住了血，月经逐渐规律。在丈夫的帮助下，她也安排好了自己的工作和休息时间，养成了规律作息的好习惯，并积极调经助孕。终于有一天，月经过期未至，她惊喜地发现，验孕棒上出现了两道红杠！

（蒋娄　黄黛苑　杨思琦）

# 反复流产，竟然不是她的错

小萱是一位 32 岁的女性，刚刚在事业上稳定下来的她终于打算成家要个孩子，但命运弄人，第一次怀孕在 2 个月的时候流产了。在第一次流产后，小萱就来看妇科门诊，让我帮她分析一下原因，并且调理身体，继续备孕。

流产与许多因素有关，包括胚胎染色体异常、子宫结构异常、母亲有自身免疫性疾病或内分泌异常、男方精子异常、不良的饮食生活习惯或一些环境因素。因为是第一次流产，所以当时我在仔细询问了他们夫妻双方的一些基础疾病史、生活习惯和工作环境，查看了小萱的妇科彩超报告，排除了一些与流产有关的疾病后，鼓励小萱再试一次。

大半年后，我再一次见到小萱，她依旧是一脸失望："医生，又在 2 个月的时候胎停了，这都是第二次了，明明也一直都在调理身体了，生活习惯也完全规律了，备孕和怀孕的时候处处小心，为什么这次又失败了？"

"别紧张，自然流产不全是你的责任，有时候只是一种自然选择。不过这是第二次流产了，该查一查原因了。要不去查一下胚胎和你们夫妻双方的染色体吧。胚胎染色体异常是 12 周前出现自然流产的最常见原因。之前第一次流产的时候，我帮你排除了可能引起流产的一些疾病和生活方面的原因，如果第一次因为偶发的染色体异常流产，一般可以再尝试一下，总不至于每次运气都这么差。但是如果连续两次都自然流产，就要去查查双方染色体了，也要查胚胎组织的染色体核型分析。胚胎染色体异常引起流产这种事，是年龄越大的孕妇，其概率是越高的。"我向小萱解释道。小萱听完点点头。随后，小萱做了清宫手术，并将胚胎组织送检做染色体核型分析，夫妻俩也做了一系列与自然流产相关的检查。

半个月后，小萱带着结果回来了。"医生，真的是染色体异常。不只是胚胎，连我老公都被查出来有。"说着，小萱满面愁容地把一沓检查报告递给了我。我先翻阅了小萱的检查报告，没发现明显的异常。而小萱丈夫做了外周血染色体核型分析，查出来是染色体平衡易位携带者；其胚胎核型分析，显示为 8 号染色体三体异常。

"在复发性流产中，夫妻最常见的染色体异常为结构异常，其中最常见的就是染色体易位。染色体易位携带者，自身可能没有任何症状，遗传物质也没有丢失，但其产生的异常染色体的概率会增加，继而引起不孕、流产、胎儿畸形等不良后果。"我给小萱解释道。

"医生，那我老公这种情况，我们是不是生不了孩子啊？"小萱越说越难过。

"别担心，这种情况建议你下次备孕的时候，你们夫妻先一起去生殖科做个遗传咨询，问问他们的意见。像现在这种情况，自然怀孕下生育染色体正常胎儿的机会不大，但现代医学也有很多辅助生殖的技术能帮到你们。比如说，做植入前遗传学检测，移植合格的胚胎。"我安慰小萱。

又过了大半年，小萱传来喜讯，他们夫妻在生殖科接受了第三代试管婴儿辅助生育。通过胚胎植入前遗传学检测技术，小萱终于没有再一次流产，开始了快乐又辛苦的孕妈妈生活。

（杨思琦　钟秀驰）

# 一个子宫内膜癌患者的好孕之路

2020 年 3 月 5 日，小杨成功"卸货"，剖宫产下一个胖乎乎的小子。回想两年前的坎坷心路，她仍觉得难以置信，作为子宫内膜癌患者，她不但保留了子宫和卵巢，还在中西医结合治疗之后顺利怀上了宝宝。

2018 年 6 月，新婚不久，正在备孕的小杨发觉月经淋漓难净，持续了一个多月。她来到了我们医院，妇科超声发现内膜不均匀；并接受了我的建议，入院做了宫腔镜检查。

小杨觉得这只是普通的月经不调，但宫腔镜病理结果出来的时候，犹如一个惊天炸雷，让她久久回不过神来。我后面说的话她全都没有听清楚，倒是她母亲冷静地听完了我的话。回过神之后，她紧张地问我："医生，我真的要切掉子宫吗？我才 28 岁，从来没有怀孕过！"还没等我回答，她忍不住啜泣起来："我真的很想拥有一个自己的宝宝。"

我安慰道："不一定非要切除子宫的，你的病理组织类型为子宫内膜样腺癌，高分化，病变进展相对缓慢，预后也较好。影像学检查目前也证实了肿瘤局限在子宫内膜，并没有扩散转移，是可以考虑行保留生育功能的内分泌治疗的。"她眼睛一亮，我继续说道："但是，内分泌治疗毕竟不是子宫内膜癌的标准治疗方法，治疗期间需要严格地定期随访，治疗可能失败，疾病可能进展，后续有可能需要改变治疗方案，改为手术及其他辅助治疗。完成生育任务后，还是需要手术治疗的。"我话音刚落，小杨赶紧说："我相信您，治疗期间一定配合治疗。"

就这样，小杨开始了长达半年的中西医结合治疗。终于，复查最后一次宫腔镜的时候，她欣喜地得知，子宫内膜癌逆转了。我给她开了些调经助孕的中药，并告诉她，可以试孕了，也建议她同时去生殖医学科就诊，必要时行辅助生殖技术。

对于年轻有生育要求的女性而言，在保障生命安全的前提下，保留生育力是一个非常重要的选择。很多女性看到"癌"这个字眼就害怕，似乎这意味着失去了一切生活的权利。其实，就像小杨一样，对于早期子宫内膜癌的年轻患者，我们是可以采取保留生育力的治疗手段，帮助孕育的。

未生育的年轻患者患了恶性肿瘤之后，可以向医生请教是否符合生育力保护的指征，采用相应的医学措施。例如：①药物治疗。例如上文所提及的小杨在患病后，按照子宫内膜癌的内分泌治疗规范，服用了高效孕激素加中医调理，最终达到了生育的目的。②保护生育力的手术。恶性肿瘤保留生育功能的治疗并非标准的抗癌方法，需要遵循严格的指征，权衡利弊，才能实施。完成生育任务后，应遵从医嘱接受标准治疗。接受保护生育力的手术之后，需长期严格随访。③辅助生育技术在抗癌治疗后应用。④中医治疗。中药、针灸及外治法等中医治疗，无论是在抗癌治疗中，抑或在助孕治疗中，都有其独特的疗效。

所以，并不是所有的妇科肿瘤都要以牺牲生育力为代价的。现代医疗技术一直在进步，希望越来越多有生育要求的女性，能够像小杨这样能获得生育力保护的机会，圆一个成为母亲的梦想！

# 放下焦虑，静待好孕

"陈老师，有人找！"话音未落，文员妹妹就带着一位神情稍显忧郁的女士走进了我的护理门诊。我习惯性地微笑着，探出头来。但是这一刻的笑容出现的并不是时候，因为她见到我的那一刻，话未说出口，眼泪已经止不住地流了下来。"怎么哭啦？"我一边安抚一边递上纸巾。但她哽咽着说不出话来，我在一旁耐心地安慰她。直到她收住眼泪，冷静下来后，开始慢慢地告诉我关于她的故事。

李女士年轻时因未婚先孕，碍于面子，加上年轻，不想受家庭及孩子的束缚，毅然把孩子流掉，也因此结束了第一段恋情。数年后，她事业有成，同时也遇见了她心仪的另一半，幸福地步入了婚姻殿堂，开启了备孕之旅。对于生育，她是充满自信的，毕竟以前经历过"一击即中"的孕史。可是事情往往是背道而驰的，2年了，肚子仍然没有动静，这让她备受打击，每个月来完月经后都要重复这种"期待—失望—焦虑"的心理折磨，外加家庭的施压，让一位事业有成的总裁，从此挂上"不孕"名号，走上求医的道路。李女士首诊时查了相关不孕不育的项目：白带常规及病原体检测、性激素、AMH、妇科彩超、子宫输卵管造影，均无异常；男方做了外生殖器检查、性激素、精液常规及精子质量分析，也无异常。医生建议李女士排卵期增加同房次数，以此增加受孕概率。她反复尝试，月经仍然每个月来潮，但让她月复一月地失望。最让李女士难受的是：每逢佳节，看着亲戚朋友带着儿女来串门，一家人喜气洋洋，满是幸福的模样，父母都不禁催她赶快生个孩子，这让她倍感压力，常常后悔年轻时的糊涂，无论丈夫怎么开解，她都无法解开心结。每次同房，她都情不自禁地期望能够怀孕，无法放松心情，同时也自责自己年轻时犯的过错，是不是遭报应了。每想到这里，她都偷偷落泪。

听到这里，我终于明白了，李女士的不孕可能与她的焦虑有着莫大的联系。科学家们研究发现，不孕患者中有焦虑倾向的占 25.3% ~ 32%，严重影响男女双方的心理健康，女性如果长期处于焦虑的情绪中，会抑制下丘脑的功能，卵子不能发育、成熟和排出，怀孕就无从谈起了。从中医学的角度来说，长期焦虑抑郁，悲哀哭泣，可导致气血失调，精卵不得相遇，无法成孕，而李女士现在正处于焦虑中。那么，我们该如何应对这种焦虑呢？

根据李女士目前的状态，我给了她几个建议：

第一，不要受他人的不良情绪影响。不要盯着别人的幸福生活而埋怨自己，即使有些事情必须面对，那就淡然处之、微笑处理。

第二，因李女士喜欢鲜花，而香囊佩戴法也是一个好方法。取合欢花 10g，沉香 6g，绿梅花、薄荷、玫瑰花各 5g，混合均匀后，用透气袋包装，做成香囊，白天可佩戴在身上，晚上可置于床头，至味道变淡后再更换，约 3 日换 1 次。

第三，转移疗法。尽量转移自己焦虑的心态，当遇见不愉快的事时，我们可以回忆开心的时光、阅读有趣的书籍、从事紧张的体力劳动，以此来忘却不愉快的事情。任何时候都不能给不良情绪机会，一旦存在苗头，立马熄灭。

第四，坚持进行有氧运动，如游泳、散步、慢跑等。这些运动不仅增加人体对氧气的需求、提高机体耗氧量、增强心肺功能，而且可以转移注意力、释放压力、调节焦虑。若在家，可进行八段锦锻炼。八段锦是一种运动强度适中的有氧运动，它强调集中意念、放松身心，能提高焦虑患者的自主神经功能，有效提升五脏功能，调节不良情绪，达到抗焦虑的目的。

第五，聆听美妙的音乐。我们知道音乐是心灵的治疗师，它能使我们在轻松愉快的旋律里神游，并且沉浸在幸福愉快之中来忘记烦恼，唤回斗志。当每天拥有自己的独处时间时，何不放一首《勇气大爆发》，随着音乐翩翩起舞，跟着音乐一起哼唱："心里种下一颗种子嗒啦嘀嗒啦，它能实现小小愿望有神奇魔法……来吧来吧……"也可以在同房前，来首美妙音乐，促进夫妻之间的性趣，从而放松心情，期待好孕！

李女士听了我的建议后，表示能积极配合，努力调整好自己的状态，积极生活，拒绝"精神内耗"。2周后，李女士再次来找我，虽然这次的心态已经有好转，但是在言语间仍然还是看得出她焦虑的情绪。细问下来，主要还是婆婆为了她生育问题，在家里贴满 baby 照片，这让她压力倍增，生则开心，生不出该怎么面对呢？

"有个词语叫'睹物思情'，其表达的是思念之情；而我们何不把照片看作是'睹 B 得孕'这种暗示性鼓励的心态呢？那是家人对你的支持，你需要抱着的是我们一起努力、加油、奋斗的心态，其他的不想也罢。所以接下来的日子，你就继续按照我给的建议执行，我相信你会好孕的！"我语重心长地说了上面这段话。

终于在1个月后，李女士跟她婆婆来找我，而这次见面，我看到的是内心发出的笑容，她开心地抱着我，并说了一句："我怀上啦！"

（陈君　刘冉）

# 紧急避孕失败，异位妊娠找上门

"医生，我明明吃了紧急避孕药，怎么还怀孕了？"伴随着声音一同出现的，是一个瘦瘦小小的女士，手里还拿着验孕棒。

我定睛看了一眼，她手里的验孕棒上确实有两条非常显眼的红杠杠，是阳性，应该是妊娠了。我并没有着急回答她的话，让她先坐下来。然后开始详细地询问了病史，做了妇检，并且让她先去验血，做一个妇科B超。等拿到结果，B超单上"异位妊娠"四个字直接让小晴傻了眼。

"医生，我得了异位妊娠是吗？是不是必须得做手术啊？能不能不做手术呢？"小晴带着哭腔问道。我认真地告诉她："是的，确实是异位妊娠，也就是我们常说的'宫外孕'，但是也不一定要做手术。"看到她情绪逐渐稳定下来，我继续说道："通过你的这些检查结果来看，是可以做中医保守治疗的，但治疗期间还是要住院观察。"小晴听了我的话，犹豫地问道："我好像从来没有听说过中医治疗'宫外孕'的，还有我的这个'宫外孕'到底是怎么发生的呢？医生你能跟我讲一讲具体的情况吗？"

我告诉她，首先我们所说的"宫外孕"就是医疗术语里面常说的"异位妊娠"，咱们正常的胚胎着床部位是子宫腔内，但是"异位妊娠"

就是因为受精卵走错了地方，跑到子宫腔以外的地方安营扎寨了。那为什么这颗受精卵走错了地方呢？原因有很多，主要包括生殖系统炎症、输卵管妊娠或腹腔手术史、输卵管发育异常或功能异常、避孕失败等。你就是很典型的紧急避孕失败的例子。体内有宫内节育器、口服紧急避孕药、漏服短效避孕药等，均有可能发生避孕失败的情况，一旦失败，那么异位妊娠的概率就很大。

异位妊娠的治疗，目前主要包括药物治疗和手术治疗。但并不是可以自由选择，而是有严格的适应证和禁忌证的，这个需要医生通过患者的病情进行判断。并非人人都适宜药物治疗，即使保守治疗，也需在有监测条件的医院进行。

药物治疗包括化学药物和中药保守治疗，常用的化学药物有甲氨蝶呤。中药的保守治疗则是服用活血杀胚的药物，常用宫外孕 I 号方或宫外孕 II 号方，同时冷敷四黄水蜜；为了增强活血杀胚的疗效，有时还会在药物中添加少量麝香。平时"孕妇慎用"或"忌用"的一些药物，此时不但不是禁忌，反倒摇身一变，成了治疗异位妊娠的能手。例如桃仁、益母草是活血化瘀的良药，薏苡仁、天花粉、穿心莲性凉而杀胚，全蝎、川足（蜈蚣）等虫类药物，擅长走窜而活血杀胚，都是中医保守治疗中的常用药物。

听了我的解释，她坚定地对我说："医生，我相信你，一定配合你的治疗。"

最终，小晴住进了医院，开始接受了中医保守治疗。经过两周的中医保守治疗后，小晴终于好转出院，出院的时候，她向我保证，再也不滥用紧急避孕药了。同时，她也很庆幸自己及时发现了异位妊娠，赢得了中医保守治疗的机会。

所以，"异位妊娠"并不可怕，不一定都要通过手术解决，早发现、早治疗、早康复！

（钟秀驰　黄健　刘冉）

# 盆腔炎治疗是选中医还是西医

2023年3月，让我印象深刻的，除了广东的特色天——回南天外，还有那天的"盆腔炎"门诊。盆腔炎本来就是妇科常见病，尤其在潮湿或闷热的天气里，为什么我会印象深刻？因为那天有2位患有盆腔炎的姑娘，来了场中西医之争。

先来的是门诊的曼曼，以"下腹痛"为主要不适就诊的，常规问诊及妇科检查后，我判断可能是慢性盆腔炎，也给曼曼做了一些病原体的检查，曼曼说道："是的，我既往就有过盆腔炎，那医生给我开点消炎药吧。"我说："慢性盆腔炎实际上是盆腔炎性疾病后遗症，不一定要用抗生素，可以等病原体的检测结果再决定是否用抗生素。你先去做个B超，排除其他可能导致腹痛的妇科问题吧。"曼曼有点急了："既然是炎症，怎么就不开消炎药呢？"这时，急诊的电话响起了，一个急腹痛的患者在急诊室等着我，我赶紧先安排曼曼去做B超，结果回复后再考虑下一步的治疗方案。

来到急诊，是下腹痛明显伴发热的小李，问诊及妇检后，安排护士抽血、妇科B超检查，诊断方面，我心里有数了，这是个急性盆腔炎。小李目前高热，检查结果出来前先给她经验性使用抗生素。小李一听就不乐意了："不是中医院吗？为什么还是西医的套路？"我解释道，考虑为感染性发热，需要抗生素治疗，中医方面，我们会给予外治法的，病情急，建议住院中西医结合治疗。小李一听可以中西医治疗，爽快地答应了。

曼曼是慢性盆腔炎，病原体检测为阴性，要求抗生素治疗；小李是急性盆腔炎，反而要求尽量不用抗生素。他们的要求是否合理呢？

盆腔炎分急性盆腔炎和慢性盆腔炎，后者被称为"盆腔炎性疾病后遗症"。急性盆腔炎主要表现为下腹痛明显，呈持续性；多伴发热，严重者伴寒战；带下增多，甚者见脓性白带。若有脓肿形成，在下腹可扪及包块。血常规可见白细胞及中性粒细胞升高；妇科 B 超可见盆腔积液或包块。慢性盆腔炎表现为下腹部隐痛或坠胀痛，痛连腰骶，常在劳累、性交后及月经前后加重，可伴有低热起伏、带下增多。血常规结果一般正常，B 超可见一侧或两侧附件液性包块（如输卵管积水等）。各位看到这里，切忌对号入座。慢性盆腔炎可出现急性发作，急性盆腔炎可迁延成慢性。无论是急性还是慢性，均需要进行妇科检查，完善病原体检查，包括念珠菌、滴虫、BV、衣原体、支原体、淋球菌。

急性盆腔炎常表现为急性输卵管炎或输卵管脓肿、急性输卵管卵巢脓肿、急性子宫内膜炎及子宫肌炎，起病急，病情重，需要抗生素治疗。根据具体情况选择口服或静脉用药，一般需要治疗 2～3 周。同时可配合中医治疗，减少盆腔炎性疾病后遗症的发生。若经药物治疗 48～72 小时，高热持续不下降，出现中毒症状严重，或盆腔脓肿持续增大，白细胞持续升高，则建议手术治疗；脓肿破裂或脓肿持续存在，经规范治疗后已局限化，仍未消失，可手术治疗。

慢性盆腔炎是盆腔炎的后遗症，中医治疗有明显优势。急性盆腔炎导致的盆腔广泛粘连、输卵管损伤，引起输卵管防御能力下降，合并病原体感染的时候可以再次急性发作。因此，若伴病原体感染，仍建议选择抗生素治疗。急性盆腔炎常后遗慢性盆腔痛、输卵管粘连阻塞，继发不孕或异位妊娠，需要手术处理。出现后遗症后，积极中医治疗仍有较好效果。广东省名中医黄健玲教授针对盆腔炎性疾病后遗症提出了"内外合治，综合治疗"的方法，临床上对这些患者进行辨证，内外合治，选用中药饮片、复方毛冬青液保留灌肠、四黄水蜜外敷、子午流注开穴法、针灸、火罐、铜砭刮痧等多种中医传统疗法，对缓解盆腔炎带来的慢性下腹痛有较好的疗效，有利于促进该病的恢复。

如何选用治疗方案，应该根据患者的病情决定。如果不分青红皂白，一出现下腹痛就用抗生素，实际上是在滥用，可能会诱导出病原体的耐药性，传说中的"超级细菌"就是这么诞生的。但出现应用抗生素指征的时候，则应果断应用抗生素。中医和西医各有优势，只有优势互补，才能达到治疗的最大获益。

经过一番耐心地解释，曼曼和小李终于明白在什么情况下用中医治疗，什么情况下应该中西并重了。她俩愉快地接受了治疗。

（张嘉晔　陈志霞　刘冉）


# 输卵管积水的治疗策略


一天，一位容颜憔悴的姑娘来到我的门诊，第一句话就说"张医生，帮帮我！"接着眼眶便一下红了。来看门诊的，必然是寻求帮助的，但一开始就这么激动，我还是有点反应不过来。接着她说："以前我陪奶奶经常找您看病，还记得我吗？那个耳朵不好使的奶奶。"这下我反应过来了，也非常惊讶，因为那本是一位可爱的姑娘！

大约2年前，小欣带奶奶来看门诊。奶奶年纪大，耳朵不好使，有时也不明白医生问什么，但小欣总是耐心帮助奶奶与医生交流。当时我也不禁感叹奶奶有福气，有这么孝顺的孙女，心里也想着以后谁家娶到这位姑娘真是有福了。可世事总是让人意外……

大约1年前，小欣结婚了。开始小两口还是很幸福的，也憧憬着三口之家的日子，可是快一年过去了，小欣肚子依旧没有动静。她的婆婆着急了，搬到他们家去住，要给小欣调理（各种补品、生子偏方），也催促着小欣到医院检查。这让小欣的压力非常大。她到医院一查，B超提示输卵管积水，抗生素治疗了2个月；再次复查，积水没有变化，然后咨询试管，生殖科医生建议切除输卵管。这也不是最糟糕的，一天夜里，小欣无意间听到婆婆对老公说，切了输卵管如果试管也不成，就离婚。

听到这里我心好痛，多好的姑娘，命运怎么安排她遇到这样的事、这样的人呢？

接下来了解到小欣在外院的检查，提示卵巢功能是不错的，检查了一些妇科病原体是没事的。因为输卵管积水是一种盆腔炎的表现，所以用了抗生素，听到这我很生气。接下来有更生气的，小欣的老公没有去做精子检查，其实医生建议了，只是丈夫没有去做。这次就诊，小欣的丈夫也来了，我也请他到了诊室，我问："小欣一个人能生出孩子吗？"丈夫有点不好意思地笑了，然后说："那不是她现在检查出来有问题吗？"我心想这男人还想死撑，接着说："她是有问题，那你就一定没问题吗？以前我见过看了10年不孕的夫妻，最后才发现是丈夫无精症呢！""再者，你的精液情况，也决定着她治疗的选择。"这时夫妇二人都露出了疑惑的表情。

首先输卵管积水，确实是炎症的表现，但只要没有发现明确的病原体感染，如支原体、衣原体、淋球菌等，抗生素用于这种慢性炎症根本是滥用。

其次，输卵管积水对于生育而言不只有切除输卵管一个选择，而且需要多方面考虑，输卵管虽不是一个人体生存必需器官，但对女性非常重要。输卵管积水可以选切除、结扎、远端造口。输卵管切除可根治病灶，可以有效地减少异位妊娠发病率，但也从此失去自然生育的能力，只可选择试管，且切除后对卵巢功能可能有一定影响，部分生殖科医生选择取卵后再行切除。输卵管结扎，不影响卵巢的供血，也可阻止输卵管积液反流向宫腔，但生育也只可选择试管，且对积水未做处理，在取卵过程中可能将积水误当卵泡而穿刺。输卵管远端造口术，可尝试自然生育，但输卵管造口术后存在潜在积水的病原灶，可再次复发，也有异位妊娠发生风险。

再者，丈夫精液情况、患者的卵巢功能也决定了我们应该选择怎样的手术方式。如若患者年轻、卵巢功能好，是可以考虑输卵管造口术，术后尝试自然生育。但这前提是丈夫精子情况好，因为术后半年到一年，输卵管积水、粘连可能再次发生，所以术后半年是妊娠的黄金时段，如果丈夫精子质量配合不上，那手术便失去意义。反之，丈夫精子质量不佳，要么先治疗后妻子再手术，要么考虑试管，此时也不要再把不孕原因扣在妻子的头上。若选择试管，因有研究表明积水影响卵泡数量、质量及受精卵着床，故中重度的积水建议手术处理（切除或结扎）。

最后，是伟大的中国瑰宝——中医药的支持，中药口服、灌肠、外敷，可以减轻输卵管积水带来的不适症状，也可一定程度减轻积水，但对于有生育需求的女性，依旧建议手术处理。术后也可中药辅助调理助孕及降低复发。

后来，小欣的丈夫听了我的建议，去做了精液检查，查出来弱精症。服了中药调理几个月后，复查精液常规正常。小欣选择腹腔镜手术，行输卵管造口术后尝试自然妊娠，术后每次月经后口服中药1周，术后3个月荣升"中队长"。小欣和丈夫再次来到门诊复诊，都非常开心，我对小欣的丈夫说："怀孕只是婚姻生活的一个小坎，以后路还很长，需要你们俩携手共度，上天最终没辜负这个好女孩，希望你以后也不要辜负她哦！"小欣的丈夫红着脸，拼命地点头。

（张嘉晔　刘冉）


# 沉默的疾病

## —— 子宫内膜炎


"我患上子宫内膜炎了？"听了医生的话，今年刚结婚不久的小殷很疑惑，"怎么就发炎了呢？我还能怀上宝宝吗？"

原来，最近小殷的月经出现了异常，一开始月经量并不多，偶尔会感到小腹隐隐不适。渐渐地，月经淋漓不尽，难以停止。她总觉得自己的小腹像吊着一块石头，整天隐隐坠痛，尤其是体力活动或性生活后，疼痛更甚，腰酸也很明显。闺蜜提醒她，是不是"肾虚"了？该看看医生了。身体的种种异常让小殷度日如年，医生告诉她，初步判断可能是子宫内膜炎，听完小殷心里特别难受。那子宫内膜炎到底是怎么一回事呢？

　　子宫内膜炎是子宫内膜功能紊乱，出现炎症所导致的一种内膜疾病，好发于 25～35 岁的育龄女性，一直是临床上容易被忽视的一个疾病。相比起输卵管炎症，子宫内膜炎并没有那么容易引起人们的注意。由于女性有每个月的月经出血，内膜定期剥脱排出体外，类似于引流和冲刷，使得病原体不易长期定植宫腔，诱发感染。即使出现了急性子宫内膜炎，只要及时治疗，效果往往也较好。但慢性子宫内膜炎由于症状隐匿，人们常常忽略它的存在，往往是出现了不孕，才会想到可能是子宫内膜炎在作祟。

　　子宫内膜炎初始的临床症状常不明显或不典型，患病女性常常未能得到及时有效治疗。据统计，子宫内膜炎在育龄女性的发生率可达 10%～15%，在不孕患者中的发生率可达 2.8%～56.8%。随着医学的发展，越来越多的研究发现，慢性子宫内膜炎与不孕症、反复流产、反复移植失败及产后胎盘植入等疾病的发生发展密切相关。

　　子宫内膜炎初始的临床症状轻微，常常被忽视，表现为无症状或不孕，类似于一个"沉默的疾病"。随着病情加重，有的患者表现为阴道异常流血、白带增多、下腹痛、腰骶酸痛，腹痛常为隐痛，呈持续性。

　　"你先不要太过紧张，这只是初步诊断，还需要进一步检查明确的。"我安慰她。

　　子宫内膜炎的诊断需要通过有创的子宫内膜活检，并行子宫内膜病理学检查来明确。除细菌感染可引起内膜炎症外，子宫内膜息肉、黏膜下子宫肌瘤、子宫内膜增生等无菌性的微环境异常改变也被认为是引起子宫内膜炎的病因之一，可导致内膜中免疫细胞的种群及功能紊乱，以及浆细胞浸润。当子宫内膜局部免疫细胞的平衡态被打破时，内膜容受性下降，不利于胚胎着床，是女性不孕的原因之一。

我对小殷说道："我建议你最好做个宫腔镜检查，取些内膜组织做活检，以明确诊断，这样我们能更好地确定诊疗方案。"她听完点点头说："好的，我听您的安排。"

根据相关指南介绍，目前治疗子宫内膜炎主要是抗生素治疗，临床上常通过口服多西环素或宫腔灌注抗生素进行治疗。另外，中药灌肠、针灸等外治法也能明显改善相关症状。

最终，小殷接受了我的建议，入院行宫腔镜检查，术中取了子宫内膜活检，并做了免疫组化 CD38 和 CD138，结果是阳性。接下来，她一边治疗，一边积极备孕，终于喜提了另一个"阳性"结果——妊娠试验阳性！

（陈志霞　林会娟　刘冉）

# 如何选择子宫输卵管造影术和子宫输卵管通液术

小安眉头紧蹙地走进了诊室，坐下来忐忑不安地问："医生，我这两年都一直没避孕也没怀孕，有朋友跟我说要检查输卵管，您说有必要吗？我听说做子宫输卵管造影，或者做输卵管通液术也行，可我不知道该怎么选啊？"

"男方精液常规正常吗？"

"正常啊，排卵监测也做过了，排卵也很正常，可还是没好消息。"

小安说完，长长叹了口气。

"那样的话，确实有必要检查一下输卵管是否通畅。"我支持她的想法。

"输卵管是否通畅也是不孕中很重要的一个病因，两年没怀孕只是目前还没找到病因，找到原因后进行针对性治疗是有怀孕机会的。"看着紧张的小安，我安慰着。

"子宫输卵管造影术与输卵管通液术两种方法都可以用来检查输卵管的通畅情况，两种方法都是通过导管向宫腔及输卵管注入药液。不同的是，通液术注入的是生理盐水或者含有一定消炎成分的药液，通过手术医生的手感所受到压力的大小或者机器描绘的压力大小，以及回流液体的情况、注入液体的量、患者的疼痛感觉等情况综合判断输卵管的通畅程度。通水可以发现双侧输卵管均不通畅的情况，但是当一侧输卵管阻塞的时候，就不能明确是哪一侧不通畅。正因如此，严格地来说，通液术不常作为检查手段，但输卵管通液术可以用作向宫腔内注药治疗。在某种情况下，如输卵管疏通手术后，输卵管通液术可作为一种治疗，以求保持输卵管的通畅。"

"而造影术向宫腔注入的是造影剂，借助 X 光或超声的帮助下，进行透视摄片或超声成像。根据造影剂在输卵管及盆腔内的显影情况，可以了解输卵管是否通畅。如果输卵管阻塞，则可以了解阻塞的部位，同时输卵管造影可以显示宫腔的形态及造影剂在盆腔的弥散情况，帮助医生了解是否存在子宫畸形或宫腔占位，这些都是输卵管通液术做不到的。也有患者第一次做的检查是输卵管通液术，结果不是很理想；必要时需要再次行子宫输卵管造影术，以了解情况。子宫输卵管造影术是目前了解输卵管是否通畅及通畅程度和具体阻塞部位的最常用检查方法。而且子宫输卵管造影术图像清晰，可永久保存，便于治疗前后的对照。"

我一边在纸上绘图，一边跟小安解释着，小安边听边点头。

"不过 X 光下的子宫输卵管造影术不宜用于碘造影剂过敏、甲状腺功能亢进未治愈的患者。在手术过程中，患者可能会感到不同程度的小腹胀痛。对碘造影剂过敏、甲状腺功能亢进的患者可选择超声引导下的输卵管造影术，同时可以避免 X 光的辐射。如果输卵管通畅，也无需避孕 3 个月才怀孕。"

小安听完我的讲解，紧锁的眉头终于慢慢地舒展开，"医生，谢谢您，听完您的讲解，我也觉得没有想象中的那么可怕，那我还是做个子宫输卵管造影吧，不过有过甲亢，现在吃药控制，我选择什么检查好呢？"。

"甲状腺功能最近检查过吗？"

"上周刚查过正常。"小安拿出了甲状腺功能的化验单。

"虽然现在甲功正常了，不过你还在吃药维持治疗，为了避免含碘造影剂对甲状腺的影响，可以选择子宫输卵管超声造影术。"

"好的，谢谢医生！我完全明白了。"小安如释重负地笑了。

（顾春晓　朱文媛）

# 与 "狼" 共舞

## —— 系统性红斑狼疮和妊娠

小杨是我的患者，也是一个系统性红斑狼疮患者，她从发病到现在已经 3 年多，历经环磷酰胺、激素冲击、免疫调节剂贝利尤单抗等治疗，现病情稳定，服用羟氯喹和吗替麦考酚酯片治疗。目前小杨和丈夫商量想要个孩子，但又担心自己病情复发，因此来妇科咨询我："医生，我们近期想备孕，请问像我这种红斑狼疮患者什么时候适合备孕呢？"我建议小杨，备孕的时机选择在红斑狼疮病情稳定1年以上。

小杨听后紧张地问道："医生，那我现在备孕的话，需要做些什么准备呢？有什么注意事项吗？"我告诉她，对于符合备孕要求的患者，建议到妇科行相关孕前检查，评估卵巢功能。备孕期间，可以通过LH试纸、基础体温、B超等方式监测排卵，抓准排卵期同房。如成功受孕，孕期要在医生的指导下坚持用药，以最低剂量达到控制病情、抑制红斑狼疮活动为目的。怀孕后，红斑狼疮复发和活动的风险显著增加，可根据具体情况按病情增加服用激素剂量；在分娩期，也应适当增加激素剂量。此外，怀孕期间也可能发生流产、早产、死胎、胎儿宫内发育迟缓，这种情况应及时终止妊娠。如红斑狼疮患者怀孕期间病情出现波动，出现蛋白尿、高血压、先兆子痫等，为孕妇安全着想应首选终止妊娠；如孕妇坚决要求保胎，可尝试大剂量皮质激素冲击治疗、血浆置换、免疫吸附等方式诱导缓解，但最有效的治疗是终止妊娠，孕妇的生命安全大于一切。

此外，我为小杨科普了一些红斑狼疮患者的孕期治疗知识：狼疮患者孕期治疗，包括常规狼疮患者的基础治疗，无论关节是否受累、有无内脏损害，至少要使用羟氯喹。如仅为皮肤黏膜受累，可只服用羟氯喹。若红斑狼疮患者SSA抗体阳性，胎儿有发生房室传导阻滞可能，则使用羟氯喹预防。若患者怀孕前有红斑狼疮肾、大量蛋白尿，一定要控制蛋白尿至1g/24h以下才能怀孕。如患者怀孕前已有蛋白尿，但在1g/24h以下，不能完全停掉激素，孕期激素使用剂量应小于4片/天，推荐使用适量对于妊娠无影响的免疫抑制剂，包括他克莫司、环孢素等，有助于怀孕期间维持疾病缓解，帮助患者顺利通过孕期。吗替麦考酚酯片和免疫调节剂贝利尤单抗目前还是妊娠期禁忌用药。对于妊娠合并红斑狼疮的病情评估、治疗药物更换、剂量调整方案，建议由风湿免疫科医生完成。

因此，我委婉地告诉小杨，她目前在服用吗替麦考酚酯片，暂时还不适宜怀孕。

我郑重地跟小杨说，系统性红斑狼疮是一种多发于青年女性的、累及多脏器的自身免疫性炎症性结缔组织病。孕期及分娩期孕妇及胎儿风险极大，真可谓是与"狼"共舞，需要妇产科、风湿免疫科等多科室协作，小心谨慎，加强孕期监护。除正常产检以外，还需要在风湿免疫专科进行定期随访，主要是通过血液检查，了解血尿常规、尿蛋白定量、肝肾功能、血清补体及免疫球蛋白定量等，以判断疾病的整体情况有无加重。推荐在28周前每4周随访一次，28周后每2周随访1次。对于病情平稳的患者，可考虑在38周时终止妊娠。此外，红斑狼疮还可能与遗传因素、环境因素，以及性激素异常等原因有关。系统性红斑狼疮的发病有家族聚集倾向，具有一定的遗传性。即如果母亲患有红斑狼疮，遗传给后代的概率也相对较高。但因该疾病并非遗传性疾病，所以也有部分女性虽然患有红斑狼疮，但其孩子并未患病。然而，备孕前仍应慎重考虑家庭负担及遗传倾向风险。

"嗯，医生您放心，我一定在情况允许的条件下考虑妊娠。"小杨心情沉重地说，"到时我再来麻烦您吧！"我握着小杨的手鼓励她说，"好的，祝愿你最终能够心想事成，拥有可爱健康的孩子！"

（唐薇　韩梦瑶）

# 我该怎么好好爱你，我的卵巢

小青 32 岁，自从去年夏天开始出现月经紊乱，原本非常准时的月经开始变得很任性，经常迟到早退，时不时就是 2~3 个月才来 1 次，每次来还特别少，跟以前正常的时候相比一下子减少了一半，这让本来备孕了 1 年还没怀孕的小青更加苦恼不已。

"医生，我现在又有 5 个月没来月经了，今早我自己已经查了没怀孕，而且最近经常会有潮热，情绪也不稳定，经常烦躁，爱发脾气，我该怎么办？"

"那抽个血，检查内分泌看一下吧。"

没过多久，小青就拿着性激素的化验单回来了。

"医生，结果有问题吗？"

"嗯嗯，结果是有些问题"，看着验单上的数据报告，我的大脑在快速运转，希望让这位姑娘既知道实情，又不想让她太难过，"血液内分泌结果显示你的卵巢功能早衰了"，我还是不得不告诉小青这个必须面对的现实。

小青听了我说的话显然一下子有些懵了："啊？！医生，怎么会这样啊？"

"能告诉我最近一年生活方面有什么特别的变化吗？"我努力帮她寻找病因。

"我新开了一家网店，店面刚刚开始起步，工作很忙，经常要熬夜接单、发货。"小青努力回忆着："一开始吃点中药还能来月经，也没在意，一直没放在心上，没想到这次几个月不来，怎么就卵巢早衰了呢？"小青显然有些沮丧和懊恼，这个美丽的姑娘只有 32 岁。

临床上，像小青这样的卵巢早衰的患者并不少见。医学上，卵巢早衰是指女性 40 岁以前出现卵巢功能衰退，诊断标准是 40 岁以前女性出现闭经，促卵泡激素（FSH）大于 40IU/L。在世界范围内，该病的发病率大概在 1%，也就是说在 100 个 40 岁以下的女性中就有 1 个卵巢早衰患者！

卵巢早衰一旦确诊，就应在医生指导下排除激素治疗的禁忌证后，开始激素补充治疗，但目前还没有药物或方法可有效逆转卵巢功能。但我们知道卵巢功能减退，卵巢功能不全是个动态发展的过程，卵巢早衰是卵巢功能减退的终末阶段，那我们怎样才能将这种隐患消除在萌芽中呢？

目前，卵巢早衰的病因尚不完全明确，有半数患者病因不明。目前已知的卵巢早衰的病因主要有以下几种：

①遗传因素，包括染色体异常，基因变异，占患者群的 20%～25%。

②手术、放疗或化疗后，对卵巢造成一定的损伤。

③自身免疫失调。可能对卵巢功能也构成一定的影响。

④不良的环境及不良生活方式及嗜好。如吸烟、酗酒、作息不规律等。

在这些病因当中，遗传因素、免疫因素是我们没办法改变的，医学治疗的需要常常不能避免，手术、放疗、化疗的生育力需要医生的专业保护。但不良的环境是可以改变的，不良的生活方式和嗜好通过自我努力也是可以控制和消除的，我们能做的就是建立并保持健康的生活方式，那么卵巢的日常养护，我们该怎么做呢？

首先，我们要做到平衡膳食。日常多食用新鲜蔬菜、水果、鱼类，尤其是富含维生素、不饱和脂肪酸的食物。豆类、谷物类食物富含植物类雌激素，可以适当多吃。此外，微量营养素如叶酸、维生素 B 族及维生素 A、C、D 和 E，以及锌、硒、钙、铁等对卵子的生长发育都有影响，适当补充复合维生素对卵子的健康发育有益。

其次，不吸烟、不酗酒。香烟含有大量有害物质，会对卵巢功能造成一定影响，可能导致月经失调、卵子质量下降、女性不孕、流产等。长期大量饮酒可能会影响卵子质量，影响卵巢功能，造成卵巢储备功能下降。

再次，现代人的生活压力无处不在，学会自我减压。消除负面情绪，努力保持愉悦的心情，减少生活和工作的压力，避免熬夜，规律作息，都可以降低对卵巢功能的不利影响；进行适当的体育锻炼，运动可以促进全身的血液循环，提高新陈代谢，改善卵巢局部的血运，增加卵巢的营养供给，对改善卵巢功能有一定帮助。

爱护卵巢，从日常做起，从今天开始！

（顾春晓　刘冉）

# 免疫

## —— 复发性流产不可忽视的问题

欢欢 26 岁结的婚，因为夫妻俩都很喜欢孩子，所以刚结婚就开始备孕，第 3 个月就怀了，全家人都高兴极了，期待着这个孩子的到来，但在怀孕 9 周的时候却流产了，欢欢觉得是自己最近工作太辛苦，想着这次可能就是一个意外。欢欢第 2 次怀孕在 8 周的时候又流产了，这次夫妻俩重视了起来，去体检机构做了全面的体检，但结果都没有问题，并且两个人都很年轻，想着下次把身体调理好再备孕。1 年后，欢欢第 3 次怀孕了，但是在 10 周的时候，再次胎停了，这次小两口意识到了问题的严重性，就赶紧挂号来妇科门诊就诊。

欢欢满面愁容地走进了诊室："医生，我已经连着流产了 3 次，以前也做过很多检查都没有问题，这总是流产是什么原因啊？"翻看完欢欢厚厚的一摞检查，我安慰道："你先别太着急，你体检的这些检查确实都没有什么问题，但是针对性不够，你做过免疫相关的检查吗？"欢欢说道："我的所有检查结果都在这里了，里面没有应该就没做过，那免疫相关的检查是查什么的啊？"

我解释道："导致流产的原因有很多，除了染色体或基因异常、解剖结构异常、内分泌、感染及环境心理等因素外，自身免疫性疾病也是导致流产的重要原因，所以我们要完善一下免疫相关的检查，看一下这 3 次流产是不是和免疫相关。"

欢欢问道："自身免疫性疾病是什么病啊？"我解释道："打个比方说，就是身体能不能识别自身器官的问题。自身免疫性疾病，是身体里面的卫士把正常的人体组织当成敌人进行攻击了，误杀无辜啊。对于孕妇来说，胚胎本来是有母亲的一半遗传物质的，但到了有自身免疫性疾病的母亲那里，母体的卫士把胚胎当成敌人进行攻击，于是产生了流产，两次以上的流产，我们称为复发性流产。"

欢欢迷惘地问："这些卫士是什么呢？"我说："这些卫士就是我们身体里面的各种淋巴细胞和细胞因子。自身免疫性疾病就是指机体产生的自身抗体、自身反应性淋巴细胞及细胞因子攻击自身正常细胞和组织，导致组织器官损伤及其功能障碍的一组疾病。其常见的有：抗磷脂综合征、系统性红斑狼疮、干燥综合征、类风湿关节炎、系统性硬化病及未分化结缔组织病等。在妊娠过程中，我们的免疫系统会发生一系列复杂的变化，加之激素水平的影响，会加重大多数自身免疫性疾病所导致的局部组织或全身免疫炎症损伤，引发血管内皮损伤，促使血栓形成，进而影响胎盘的供血和胎儿发育，从而导致流产、死胎等问题。"

"那我可能是因为这个疾病才流产的吗？医生，麻烦您帮我检查一下吧。"于是，我开了免疫相关的检查，欢欢抽完血后就回去等结果了。

一周后欢欢拿着检查结果来我门诊复诊："医生这是我的检查结果，上面是有一些异常的指标，我是不是免疫问题导致的流产啊？我以后还能怀孕生孩子吗？"我翻看完欢欢的检查报告后，显示抗核抗体阳性（1∶150）。我问了问欢欢平时有没有不舒服的感觉，欢欢想了想说："没有啊，就是有时候早上起床觉得手指关节有点僵硬，有时候膝关节有点疼，但并不难受啊！"我笑笑说："你这种感觉叫作'晨僵'，其实也是一种症状，有可能是结缔组织病哦。从结果上来看，免疫方面确实是有问题的，也有可能是导致你反复流产的原因，但你也不要太担心，这方面的问题可以先去咨询风湿免疫专科的医生，妊娠前对病情进行评估，规范治疗，等到合适的时候开始备孕，妊娠期密切监测，按时吃药治疗，是可以顺利怀孕生产的。"

听了我的话，欢欢去看了风湿免疫科的医生，诊断为未分化结缔组织病，医生给她开了羟氯喹。几个月后，欢欢再次来到了我的门诊，她开心地告诉我："医生，我看了风湿免疫科，经过这一段时间的治疗后，复查免疫指标已经正常了，那边的医生说可以备孕了，现在我又怀孕了。"看着欢欢开心的笑容，我祝福道："那真是太好了，恭喜你。但是怀孕期间我们也要继续治疗，按时吃药保胎，定期来复诊。"欢欢夫妻俩郑重地点了点头。

　　就这样，欢欢孕期定期到妇产科和风湿免疫专科复诊，进行严格的孕期管理。这次欢欢顺顺利利地生了一个可爱的小姑娘，夫妻俩开心极了。

（高倩　钟秀驰）

# 辅孕之术

---

## 绝境逢生

—— 话说辅助生育技术

小美今年 42 岁，年轻时两口子一心专注于工作，近年来事业有成，才决定生育一个孩子，但备孕大半年，迟迟没有动静。她有点着急，四处检查，奔波就医，拿着厚厚一叠检查报告单前来就诊。我翻阅报告发现：小美的内分泌检查提示卵巢功能减退，造影发现双侧输卵管阻塞僵硬，男方有少弱精症。这看似平常的生育，于她而言就是难题呀。

小美看到我默不作声，试探性地问："医生，我是不是没机会怀孕了？"

我解释道："你们俩确实面对着好几个拦路虎。首先是双方的年龄，无论男女，35 岁之后都属于生育高龄，存在生殖衰老的情况。而且你也确实出现了卵巢功能减退的情况，还有输卵管阻塞，再加上男方的少弱精症，想要怀孕确实有些困难，但也不是没有机会的。"

生育的第一要素是"男精壮，女经调"，卵子从卵巢排出后，被输卵管伞端拾取，在输卵管的壶腹部邂逅精子，结合为受精卵，这颗爱的种子被输卵管运送到宫腔里，扎根发芽，成长为新生命。结合小美夫妻目前的检查结果来看，男方少精、精子活动力低下，女方双侧输卵管阻塞，通往授精地点的关键通道已经关上了大门，精子无法进入输卵管壶腹部和卵子相见，犹如牛郎织女，只能遥遥相望。我告诉小美："现在常规的方法是腹腔镜下输卵管再通术，再通成功后继续试孕。如果再通失败，或男方仍然少弱精，那自然受孕的机会还是很渺茫的。"

小美问："医生，那我只剩试管婴儿这一条路了吗？"我说："高龄女性如果出现了卵巢储备功能减退，用常规的方法积极治疗半年以上仍然未怀孕，则应该考虑辅助生殖技术。辅助生殖技术被笼统地称为试管婴儿，实际上它包括了人工授精、体外受精－胚胎移植及衍生技术。"

人工授精是将精子通过非性交方式注入女性生殖道内，使其受孕的一种技术。包括使用丈夫精液人工授精和供精者精液人工授精。适用于男方轻度精液异常，仍有正常范围的活动精子数目，女方具备正常发育的卵泡、健全的女性生殖道结构，至少一条通畅的输卵管。显然，小美两口子不符合这个条件。

体外受精－胚胎移植（IVF-ET），俗称第一代试管婴儿技术，是把从女方卵巢内取出成熟的卵子、男方取出的精子，在体外置于培养皿（试管）内，受精并培养 3～5 日后，再将发育到卵裂期或囊胚期阶段的胚胎移植到女方子宫内，使其着床、发育成胎儿的全过程，俗称为"试管婴儿"。其实就是把精子卵子自然受孕的地方改在试管，受精卵还是在自己的子宫内着床发育、十月怀胎。

卵细胞质内单精子注射技术，俗称第二代试管婴儿，适用于男方少弱精，由于精子数量过少，因此将层层筛选过的精子直接注射到卵子内，从而完成受精。简单来说，就是大大改善了"受精"的环节，如果取出的精子和卵子不能主动完成受精，那第二代试管就是神助攻。

胚胎植入前遗传学诊断（PGD/PGS），俗称第三代试管婴儿，主要解决有严重遗传性疾病风险和染色体异常夫妇的生育问题，可以使得产前诊断提早到胚胎期。

小美眼前一亮："我做试管婴儿，成功率肯定高！"我笑着摇了摇头，解释道："虽然试管婴儿技术被称为第一代、第二代、第三代，但它们是有不同适应证的。根据你们夫妻的情况，我建议选择第二代试管婴儿，由于卵巢功能减退，可以考虑累积胚胎，再行胚胎移植。"

同时，我也明确地向小美解释了辅助生殖技术并不是有求必应的"送子观音"。老实说，的确有不少夫妻反复尝试自然受孕失败后，对辅助生殖技术抱有很高的期望。而且，我们生活中越来越多成功受孕的案例，媒体也报道了50～60岁的高龄产妇。但是，高龄女性行辅助生殖技术风险高、成功率低，夫妻双方应结合医生的专业评估筛查，正视高龄生育的风险且慎重选择助孕方式。

对于40多岁的超高龄女性，试管婴儿的成功率一般只有10%～20%，其中又有50%的概率会流产，最终的活产率不到5%。所以，我们应该正确看待辅助生殖技术这个"终极武器"。但无论如何，辅助生殖技术为小美这种疑难的不孕症患者提供了一线曙光，希望她们能尽快到正规生殖中心做详细检查与评估，争取"绝境逢生"。

（陈敏红　高倩）

# 一步到位

## —— 为什么不直接做第三代试管

　　小美听我介绍完毕，兴奋地说："医生，我想一步到位，直接做最高级的第三代！"我笑着摇了摇头，解释道："很多人听到有第一代、第二代、第三代试管婴儿，很自然地理解为升级版，第三代就是最高的级别。其实不然，这三种试管婴儿技术只是有不同的适应证而已。具体选用哪一种技术，是根据患者所面临的生殖困境来决定的，并不是第一代不行，就升级到第二代或第三代。试管婴儿技术因涉及伦理、法规和法律问题，需要严格管理和规范，不然的话，这门技术可能变成人类的灾难。"

　　第一代试管婴儿，医学上指常规体外受精 – 胚胎移植（IVF-ET），适用于男方精液正常，精子通过筛选处理后直接加入卵子周围，让其自然受精，发育成胚胎，然后移植到宫腔，然后进行黄体支持，移植 2 周后测 HCG 确定是否妊娠。主要治疗女性不孕症患者，如输卵管阻塞、排卵障碍、子宫内膜异位症。这个过程类似于自由恋爱，由最幸运的精子和卵子结合而形成胚胎。

　　第二代试管婴儿，医学上指卵细胞质内单精子注射（ICSI），绝对是男同胞的福音，适用于男方有少弱精症。男方由于精子数量过少，取出的精子和卵子不能主动完成受精，因此将层层筛选过的精子直接注射到卵子内，从而完成受精。这个过程类似于包办婚姻，受精过程由技术人员包办。第一代和第二代试管婴儿的成功率，在各大成熟的生殖中心并无明显差别。

　　第三代试管婴儿，医学上指胚胎植入前遗传学检测 / 筛查（PGD/

PGS），精子和卵子结合的技术和第一代、第二代试管婴儿是一样的。只是在移植胚胎进入子宫前，会先对早期胚胎进行分子遗传学的诊断，移植没有致病基因突变的胚胎，避免遗传性疾病患儿出生的技术。该技术可以从源头控制遗传性出生缺陷，避免下一代发生相关的遗传疾病、反复地因染色体异常引起的流产，最终达到优生优育的目的。适用于具有遗传易感性的严重疾病，如遗传性肿瘤及需要人类白细胞抗原配型的夫妇。

性别鉴定在第三代试管婴儿技术是可以做到的，但是国家严格禁止非医学需要的性别鉴定和选择，这是出于伦理和道德考虑，以及对人类生命的尊重和保护。这项技术是针对有遗传病史或不良孕产史的夫妇实现生育愿望，降低出生缺陷发生率，而不是为了个人的性别偏好而进行选择。无论生育的是男孩还是女孩，优生优育、顺利活产才是我们追求的目标。

高龄、复发性流产、染色体病、不良生育史、家族遗传病（单基因病）等人群的夫妻双方需至生殖遗传联合门诊咨询遗传问题，从遗传学的角度，分析你们是否适宜进行第三代试管婴儿，并对你们做相关检查和预处理。检查结果出来后，回本中心看诊以确定哪种治疗方案，接着就是签署相关知情同意书，然后进入辅助生殖周期，促排卵、取卵、胚胎培养和普通试管流程是一样的。胚胎培养至囊胚后，做胚胎活检，然后对活检出来的细胞进行遗传学检测；同时将胚胎冷冻保存，等待检测结果出来后再选择正常的胚胎进行移植。

第三代试管婴儿由于是针对遗传病的技术，所以无法确保胚胎都能检测合格，适合移植，更不是包生娃的神器。当然，这也不是小美认为的"最高级"的技术。

"哦！"听完我的解释，小美若有所思地应了一声。

（陈敏红　高倩）

# 瓜熟蒂落

## —— 辅助生殖的经过

小美和丈夫经过深思熟虑，决定通过辅助生殖技术受孕，她想详细了解试管婴儿的过程。复诊时小美问道："医生，我们进行试管的话，应该选择几代啊？需要做些什么？"我答道："针对你们夫妇的情况，可以选择做第二代试管婴儿，也就是卵细胞质内单精子注射技术（ICSI）。首先需要做的是完善试管前的相关辅助检查！"

女方需完善：妇科检查、妇科经阴道彩超、宫颈 TCT+HPV、分泌物（白带常规、BV、衣原体、支原体、淋球菌）、甲状腺功能、性激素、心电图、胸片、乳腺彩超、TORCH 等。

男方需完善：常规男科检查，至少 2 次精液分析、精液培养（一般细菌培养、真菌培养）、精子形态学检查、混合抗球蛋白反应试验（MAR）、精液白细胞、计算机辅助精液分析、顶体酶定量、α 葡萄糖苷酶活性测定、精浆锌测定。

双方都进行血常规、肝肾功能、凝血、血糖、血型、G6PD、输血 4 项、肝炎分型等检查。必要时，需进行染色体检查。

"然后就是对你们的检查结果进行评估，当检查结果都合格后，夫妻双方一起来医院建档。建立档案后，会分别安排夫妻双方的任务。"

女方首先要"降调"，就是要抑制内源性 LH 水平，调整卵泡期的 LH 水平，保证促排卵质量，方法是打降调针。降调针可以带回家打，促排药必须在医院注射。因为每个人情况不同，方案也不一样。检查合格后，就可以打促排针。促排卵就像施肥，是为了促进种子发育成熟，为卵子提供大量的、充足的营养。促排后，有可能一次发育成熟10个甚至更多卵子。在促排卵期间，女方得三天两头往医院跑，根据时间进行抽血、B超评估，适时安排打针，直至卵泡成熟，确定取卵时间。

但是要注意促排卵期间不能同房，需预防感冒、发烧、腹泻。促排卵期间，关注自己的腹围、体重、出入量，避免剧烈运动如跑步、打球、游泳等，起床、翻身等改变体位动作要减慢；注意均衡饮食，少吃多餐，多饮食，进食易消化、高蛋白食物，忌生冷、辛辣、刺激性食物。可能会出现腹胀、胃肠道不适、恶心呕吐、胸闷气促等症状，严重时需尽快返回医院就诊。因为促排卵方案根据适用人群的不同分为：长方案、超长方案、拮抗剂方案、微刺激方案、自然周期方案，其口服药物或打针方案及时间有区别，需要遵主诊医生医嘱执行。

听到这些，小美问道："取卵的时候会不会很痛，有什么危险吗？"

"取卵听起来让人头皮发麻，这确实是女方独自承受的疼痛。取卵通常可选择局麻或静脉全麻。若选择全麻下取卵，促排后需提前预约麻醉，麻醉医生进行麻醉前评估及签署麻醉同意书，待主诊医生确定取卵日期后进行。取卵当天，女方需要排空膀胱，取膀胱截石位，常规消毒外阴及阴道，超声检查卵巢位置、卵泡的数量和盆腔积液情况，通过阴道探头依次穿刺卵泡，直至所有的大卵泡抽吸完毕。将卵泡液立即送入培养室内检查，回收卵母细胞。术后需要在医院观察有无腹痛、腹胀、阴道出血、发热等症状，如有应及时处理。因此，需要在医院观察2～4小时，没有特殊情况方可离院。取卵还是比较安全的，因此不需要害怕。"

男方则是在神秘的取精室里取出自己的精液，其中上亿个精子就裹在胶冻状的精液当中。正常情况下，20～30分钟就液化成水样液体，然后经过一系列实验室操作，如梯度离心、上游优化、层层筛选等步骤，将歪瓜裂枣般的弱小精子踢出局，留下优秀的强将精兵（精子）。

夫妻双方成功完成任务，接下来由医生在实验室将精子引导至等候多时的卵子培养皿中，精子会争先恐后游到卵子身边，就像一场声势浩大的马拉松游泳比赛，他们边冲刺边消耗体能，于是在接近卵子路上就可能挂掉一大批，幸运地冲到卵子身边的强将们，还得突破"透明带"的重围，透明带外面是厚厚的一层颗粒细胞（放射冠），历经艰辛终于钻出一个洞，某个幸运的精子乘势进入到卵子中，透明带重围就会迅速闭锁，不让其他精子再进入，从此精子和卵子过上幸福的生活，开始结合成受精卵。

上述一系列的操作完成后，就开始等待合适的时期，在适合的内膜条件下，将胚胎移植入宫腔，即展开生命之旅。

最终，小美夫妇在生殖科接受了第二代试管婴儿辅助生殖，经历了十月怀胎，瓜熟蒂落，成功晋升为爸爸妈妈。小美产后回来复诊的时候笑称："经过你们的反复科普，我如今已经是试管婴儿技术流程的半个专家了！"

（陈敏红　高倩）

中篇

孕期

# 孕情学识

―――――◆◇❀◇◆―――――

## 孕期的吃喝玩乐

小芳的孕路艰难曲折，一直很喜欢宝宝的她婚后就马上备孕，奈何命运多舛，两次怀孕都是宫外孕，导致小芳失去了输卵管。通过试管最终再次怀孕，现在已经 8 周左右，对这个来之不易的宝宝，小芳这次非常小心翼翼，她来医院寻求科学的孕期知识。

"医生，因为前两次不好的怀孕情况，现在做什么都非常小心翼翼，生怕又有什么问题。在怀孕期间，我应该怎样安全度过啊？"看着情绪焦虑的小芳，我耐心地解释道："你不用太担心，从验血和 B 超的结果来看，宝宝现在的发育情况很好的。"

"那在吃的方面，我需要注意什么吗？我看很多人怀孕期间注重饮食，我的婆婆和妈妈都说我现在怀孕了，要一个人吃两个人的饭，应该多吃一点，这样营养到位，是不是对胎儿更好？"小芳问了个我经常听到的问题。

我笑着解答："怀孕了，就要一个人吃两人份，要为肚子里的孩子多吃一些，最好能生一个大胖小子，这都是不科学的说法。我们孕期饮食要遵守原则：适量、均衡、丰富多样化为原则。适量，就是不多不少，既要吃得节制，又要有节奏。吃得太多，孕妈妈就会超重，就会有一系列的并发症；吃得太少，会影响胎儿正常的生长发育。均衡，就是讲究营养要均衡摄入，蛋白质、脂肪、碳水化合物、常量及微量营养素的摄入都要兼顾而全面，保证腹中胎儿顺利生长发育。

魔鬼身材是人人向往的目标，所以温馨提示孕妈妈们：体重控制的关键主要在于控制好碳水化合物的摄入，更有利于产后身材的恢复。碳水化合物不仅仅是主食，而且还包括含糖饮料和点心，以及水果，例如葡萄、西瓜、果汁、蛋糕等。丰富多样化，就是不要盯着一样东西吃，以蛋白质为例，孕妈妈既要摄入动物性蛋白，更要摄入植物性蛋白，这就是多样化的、合理科学的摄入，你可以吃鸡蛋，喝牛奶，吃家禽、牛羊肉和各种海鲜。多样化的目的在于保证营养均衡，还能口味多样。整个孕期饮食调整要达到以下三个标准，即血糖正常、孕期体重增加正常、胎儿大小正常。此外，孕期要严格避开的食物，主要有三种：①生的或者没有完全煮熟的食物；②没有经过灭菌消毒的牛奶和奶制品；③含有酒精的饮品和食物。"

小芳接着问道："我怀孕后，嘴里总是感觉没有什么味道，就比较喜欢一些口味偏重的饮料，这应该没什么关系吧。"

"其实准妈妈最适合的饮料就是选择煮沸的干净自来水、纯净水、蒸馏水、太空水等，优点在于没有细菌和病毒，干净卫生，孕晚期准妈妈代谢增强，体内的血流量增加了一倍，需要摄取大量水分，以供循环和消化之用。因此，准妈妈必须摄入足够的水（每天1000～1500mL）来保证母胎之用，同时还要根据每天活动量的多少、体重的增减、季节的变化、地理环境的变化等诸多因素来酌情增减。如果总是觉得自己口苦，口中无味，可以喝一些鲜榨果汁，更加安全和健康，但一天最好不要超过150mL。因为果汁里面含有大量的果糖，果糖是一种单糖，无法被人体直接利用，经过肠道吸收以后进入肝脏代谢，可分别转化成葡萄糖、糖原和脂肪，与葡萄糖相比，果糖转化合成脂肪更容易。而且要注意，如果你体重控制不好，一直超重的话，是不建议喝果汁的。"我接着讲道："怀孕期间，除了喝水外，还可以适当地喝一些牛奶和豆浆。孩子全身骨骼的生长需要大量的钙，我们食物中钙的主要来源是牛奶和奶制品，进入妊娠中期以后，需要每天摄入1000~1200mg的钙，这相当于1000~1200mL的优质牛奶。一般建议喝低脂牛奶，不然的话会摄入过多的脂肪。豆浆中含有优质的植物蛋白，有一定的利尿作用。所以如果有水肿的话，可以尝试多喝一些豆浆，而且最好是自己家里做的豆浆，没有加防腐剂，也没有加糖。对于咖啡和茶这一类饮品就不建议饮用了，会增加流产的风险。饮酒会对胎儿产生不良影响，所以孕期一定要禁酒。"

小芳露出了了然的表情，"我明白了医生，那怀孕期间我可不可以运动啊，我一直有夜跑的习惯，最近怀孕我都一直在休息，都不敢随便去，生怕会有流产的风险？"我笑着讲道："生命在于'孕'动，对于当代准妈妈，她们更希望摆脱以往的体态臃肿、步履蹒跚的陈旧形象，在人生的这一特殊时期，体现更多的'孕'味；更期待在阳光下伸展全身、充满活力的形象，但运动也要合适且适量。"

"那我可以做些什么运动啊，可以运动多久呢？"

"其实有很多适合孕妇娱乐的项目可以做，比如有氧运动、水中运动、练瑜伽、出游、逛街、听音乐、养花、绘画等，不仅可以打发无聊的时间，而且还能保持轻松愉悦的心情，有利于胎宝宝的生长发育。做孕妇操的话，可以每天坚持做半个小时，既能有效提高骨盆韧带的伸展性、释放体内兴奋激素，还有助于保持饮食的消耗量和摄入量的平衡，更利于分娩体重适宜的健康宝宝，为自然分娩打下良好的基础。同时适当的有氧运动，可以促进孕妇的血液循环，提高血液中的含氧量，更好地促进胎儿的健康发育。凯格尔（Kegel）练习是通过自主地收缩骨盆底肌肉（群）而完成的。这项运动可以加强子宫下部支撑肌群、阴道括约肌、尿道括约肌的力量，孕期、产后每天做 2～3 组，每组 10～15 次。Kegel 练习可保证女性的这些肌肉能很好地完成怀孕、生产的任务，而且减少分娩时会阴撕裂的机会，以及促进产后阴道括约肌尽快恢复弹性。"

"对了医生，我爱人说过段时间带我去旅行，我可不可以去啊？"

"孕期照样可以旅行，最适合旅行的孕周是过了早孕期，过了早孕期没了恶心呕吐，有了好胃口，没了流产的担心，有了好心情，旅行会变得更加舒适和美好。到了孕晚期就不建议出门旅行了，一方面大腹便便不方便，另外一方面有随时分娩的可能。日常还是可以到处闲逛的，可以多走路，多逛街。还有，在孕期旅行出门之前，最好做足功课，事先了解一下旅行目的地有产科的医院位置和联系方式，一旦发生出血、腹痛等意外，可以方便及时地去看急诊。"

小芳开心地说道："好的，我们出门前一定会做好功课的。"又问："医生，我在家无聊的时候可不可以去电影院看电影啊，电影院的声音一般都比较大，这个会不会对胎儿有什么影响啊？"

"多数电影的声音强度一般在 80 分贝左右（吵闹一些的电影在 80～100 分贝），持续时间在 2 个小时左右，理论上是不会影响到胎儿听力的。但看电影时最好不要选恐怖电影，除此之外没有什么大的禁忌。

如果无聊的话，可以听听音乐，学习绘画，培养一些业余爱好的。听胎教音乐可以直接刺激胎儿发育中的神经系统，使婴幼儿的大脑皮层听觉区中负责音乐听觉与空间图像的区域，有了明显的增强，从而提高智力的全面发展。准妈妈们在受孕的过程中难免会产生一些焦虑和疲劳，通过音乐的欣赏，不仅陶冶了孕妇的情操，调节了孕妇的情绪，同时对胎儿也会产生潜移默化的影响。怀孕期间自己动手作画，这种娱乐方式可以很好地释放压力，胎教效果比鉴赏画作高出数倍，带着愉快心情绘画，对放松心情有很大好处。"

"孕期准妈妈保持良好的心情，对于胎儿的生长发育极其重要，良好、乐观的情绪有利于胎儿身心发育。大量文献显示：孕期长期抑郁、焦虑紧张等不良情绪，都会对胎儿和出生后及其成年后的性格及心理素质产生深远的影响。所以，积极乐观向上的良好情绪，对于孕期是至关重要的。"

小芳认真听完我的话后，郑重地点了点头，紧张焦虑的心情也放松了很多，对于孕期的吃喝玩乐也更加清晰明了了。几个月后，小芳顺利度过孕期，生下了一个白白胖胖的健康小胖妞，脸上洋溢着幸福的笑容。

（骆思艳　高倩）

# 准爸爸的成长

小何和晓丽是一对年轻夫妻。半个月前，晓丽检查确认怀孕了，这是他们婚后的第一个宝宝。今天是晓丽怀孕的第 50 天，他们怀着紧张又激动的心情来到妇科门诊，进行第一次检查。

"医生，请问我们的宝宝怎么样啊？"晓丽紧张地问道。"没事，宝宝现在挺好的，你看，你的这些指标都在上升，B超结果提示活胎。""医生，这是我们婚后的第一个宝宝，我们之前也没啥经验，我看网上说胎教很重要，那胎教和爸爸有关吗？"作为新晋准爸爸的小何也满脸疑惑地问道。"如果说，准妈妈是胎教的女主角，那么准爸爸就是胎教的不可或缺的男主角。准爸爸参与胎教，一方面能丰富你们的生活情趣，另一方面可以建立宝宝日后对爸爸的信任感，是准爸爸和胎宝宝建立亲子关系的最佳时机，有助于宝宝的快乐成长。"我慎重地回答了一句。

"那作为男主角的我，要怎么做才能成为一名合格的准爸爸呢？"

看着局促又期待的准爸爸，我讲道："首先，好的心情是最棒的胎教。作为准妈妈的晓丽可能会由于妊娠反应而出现易怒或者其他不稳定的情绪，这时候作为准爸爸的你就要多些包容和理解，认真聆听准妈妈的倾诉，做准妈妈的开心果。比如，有空时可以带着晓丽去公园散步，给她讲讲生活趣事或者小故事，同时多分担家务，时常收拾居室，保证适量的光照。另一方面，随着孕期的增长，准爸爸还可以配合'语言胎教'。胎宝宝不仅喜欢准妈妈温柔甜美的声音，同时对准爸爸低沉宽厚、富有磁性的嗓音也是非常热爱的，所以作为准爸爸的你可以每天和准妈妈一起和胎宝宝聊聊天、讲故事或者唱儿歌。等到孕期五六个月的时候，胎宝宝已经有了触觉，可以感受来自外界的爱抚。那么，作为准爸爸的你，这时可以抚摸准妈妈的肚子来传达你对胎儿的爱意。平时，和晓丽一起做好宝宝的音乐胎教，选择柔和舒缓的乐曲。休息日，可以和晓丽一起参加孕期的体育锻炼。多给晓丽补充营养，家里常备一些新鲜的水果，准备一些营养价值高的餐食。"

"哦，原来是这样，那我明白了，谢谢您，医生。"此时的小何和晓丽脸上已没有了刚进诊室时的紧张感，两人手牵着手走出了诊室。此后的产检，都是小何陪着晓丽一起来，每次两个人脸上都洋溢着作为准爸爸、准妈妈的幸福笑容。作为准爸爸的小何全程参与了孕期的胎教。整个孕期，见证了小何作为准爸爸的成长，也让其体会到了作为准爸爸的快乐。

（张仙云　高倩）

# 胎教，准妈妈该知道的那些事

何丽，一位 28 岁的怀孕 8 周的年轻准妈妈。这天她走进了我的诊室，进行孕期的第一次产检和胎教相关问题咨询。

"医生，我的宝宝怎么样啊？"何丽紧张地问道。我看了何丽的彩超单和抽血结果："目前看，宝宝发育得挺好的，不用担心。""医生，这是我第一个宝宝，也没啥经验，我看网上说胎教对宝宝的成长很重要，可我怎么做才是科学的呢？"何丽一脸愁容地问道。"科学胎教有利于胎宝宝健康成长，如何去制定有利于宝宝的胎教方式是一个循序渐进的过程。"何丽带着忧伤又无助的情绪说："最近，我老是感觉很容易生气，有时又容易莫名地悲伤，我担心我这种情绪会影响宝宝。"我握了握何丽的手说："你现在处于孕早期，容易情绪波动是正常的，我之前怀孕也是这么过来的。但好的心情是最棒的胎教，这个时候你能做的就是'情绪胎教'，可以多和你的家人沟通，向他们倾诉，或者和准爸爸去公园散散步，尽量让自己心情愉悦起来。同时，保持居住环境的干净整洁，让自己远离噪声。"

"我常听身边的同事朋友提到音乐胎教，但我不知道怎么做才是对我整个孕期有益的。"何丽疑惑地问道。"音乐胎教主要是调节孕妇的情绪和对胎儿的感觉通路进行刺激。根据孕期的不同反应，每个孕妇的不同变化、不同喜好，胎教音乐也要随之而变化的。像你目前处于孕早期，可以选择听柔美细致、优雅平缓、带有诗情画意的音乐；等你到了怀孕中期，可以在晨间或晚间胎动时，聆听婉转、悠扬动听的乐曲；到怀孕末期的时候，可以聆听灵动、节奏感稍强的音乐，改善临产前的心情，使情绪达到最佳状态，迎接胎儿到来。而且，作为准妈妈的你可以给胎宝宝唱歌，比如可以选择一些经常传诵的儿歌，你可以选择哼唱、清唱、跟着音乐一起歌唱。但要注意的是，音乐频率不应超过 2000Hz，且音强不超过 60 分贝。""听您这么说，我瞬间就明白了，我看网上说可以和胎宝宝讲故事，那什么时候开始合适啊？"何丽又问。我笑笑说："等你怀孕 5 个月左右就可以进行语言胎教了，就是平时和胎宝宝讲故事，和宝宝聊聊天，这个可以每天都进行。准爸爸和准妈妈每天坚持跟胎宝宝讲话，可以稳定胎宝宝出生后的智力及情绪，加深与宝宝的感情。同时，可以进行'抚摸胎教'。"

"抚摸胎教？这个我第一次听说，那我该怎么做呢？"何丽再问。"抚摸胎教就是指有意识、有规律、有计划地抚摸，以刺激胎儿的感官。在你怀孕 20 周后进行，每晚睡前先排空膀胱，平卧床上，放松腹部，用双手由上至下，从右向左轻轻地抚摸，每次持续 5~10 分钟，每日 2 次，并注意胎宝宝的反应类型和反应速度。但抚摸动作宜轻柔，时间不宜过长。"我对何丽讲解道："同时，在你的整个孕期，要注意营养，常吃含铁丰富的食物，选用碘盐，合理补充叶酸和维生素；等到了孕中、晚期，适量增加奶、鱼、禽、蛋、瘦肉的摄入。当然还要禁烟酒，适当地参加户外活动，孕中、晚期每天进行 30 分钟左右的中等强度的身体活动。"

"听您这么细细地说，我心里瞬间对胎教有了信心了。谢谢您，医生。"此时的何丽脸上已没有了刚走进诊室时的愁容。在之后的产检过程中，何丽已是一名合格的，能够科学胎教的准妈妈。

胎教是以改善胎儿素质为目的，对胎儿进行教育，以调节孕期母体的内外环境，促进胚胎发育的一种科学方法。作为准妈妈，掌握科学的胎教对胎儿的身心健康有着明显的影响，为其出生后接受早期教育奠定良好的基础。

（张仙云　高倩）

# 孕病防治

选择顺产，还是剖宫产

"某 S 生三胎都是剖宫产，基本所有明星都是选剖宫产，产后身材还是很好，是不是选剖宫产更好啊？"不少准妈妈们都有着这样的疑问，那么事实果真如此吗？姑娘们，人家身材依旧好是因为有很好的产后管理，与剖还是顺没有半毛钱关系。

粤语有句话说"落地喊三声，好丑命生成"，意思是出生那一刻注定了一生的命运，要选个好时间来出生。的确在某种情况下，剖宫产可以做到。但既然是命，那岂是你人为可以左右的？

常有准妈妈对我说："医生，我怕疼，打针我都怕，既然医学发达了，有剖宫产了，为什么还要去受这份罪呢？"我告诉她们，剖宫产的出现是降低了产妇及胎儿的死亡率，但它是为医学需要出现的，不是为了你"怕疼"产生的。顺产分娩的疼是一时的，剖宫产的"疼"可能是深远的。

小叶是一个准妈妈，也是一名医务工作者。孕 $40^{+4}$ 周到产科胎儿胎心监护（胎监）一切良好，晚上 10 点左右开始有规律宫缩，自知初产妇从规律宫缩到宫口全开需要 11~22 个小时，所以她没有惊动家人，在床上疼痛辗转到次日凌晨 4 点才让家人送到医院。入院后，由于一宿未眠，小叶相当疲倦，在宫缩间歇的 10 分钟里都可以迅速睡着，但医护人员让小叶多走动有利于分娩。到了傍晚，小叶的宫口依旧未开，需要人工破膜。人工破膜的疼痛不亚于宫缩痛，然而羊水 Ⅱ 度混浊，产科医生告知若胎监良好，可以继续尝试自然分娩，但也可以现在就选择剖宫产。因为知道顺产对产妇和胎儿的诸多好处，本来夫妇二人都坚定着要顺产，可此时丈夫看到已泪眼婆娑的小叶，开始动摇了，缓了口气的小叶却想再坚持一下。后面用上了分娩镇痛（就是常说的"无痛分娩"），可是疼痛只缓解了半个小时。胎监上有两个数字：一个是胎心率，一个是宫缩强度。破膜后加上缩宫素，宫缩强度飙升，疼痛更加剧烈了。可能出于已经坚持那么久的不甘心，也可能出于对孩子的考虑，小叶斗志更强了，每一次宫缩痛都盯着胎心率："宝啊，妈妈想为你拼一拼，但也担心着你。"次日凌晨，终于在一位有经验的产科医生操作下，宫口全开了，可以送产房了。小叶前一秒觉得自己拼赢了，下一秒另一种锥心刺骨的疼痛让她怀疑自己的选择……不知道自己是怎么爬到产床上的，医生让小叶一次宫缩用两次力，小叶用了三次，得到医生的肯定和表扬后，小叶心志更坚，一次又一次……在后来小叶丈夫的回忆里，"这一幕的小叶是让我钦佩和觉得不可思议的"。最后经过会阴侧切 + 钳产，小叶顺利娩出一位小公主。看着软软糯糯的宝宝，小叶觉得一切都值了，这便是"为母则刚"的真正开始。

小叶的分娩过程几乎把所有顺产过程中用上的手段都试了个遍，多痛多难都坚持了下来，无非是她知道顺产过程虽然痛苦，但后期好处多多。

几个月前，小叶曾咨询我："医生，请问顺产还是剖宫产好？"我建议小叶定期产检，顺产或剖宫产要根据个人情况而定，若非医学需要，顺产是首选。小叶又问："听说顺产更好，请问是真的吗？"我的回答是肯定的，首先顺产对于产妇分娩时出血更少，产后恢复更快，后遗症少。于胎儿则利于其适应宫外环境：在产道挣扎向前的同时，可从母体获得某种免疫球蛋白，该"获能"使得出生后免疫力更好。此外，产道挤压利于胎儿呼吸道中羊水排出，使肺泡顺应性更好，出生后更好建立呼吸。而剖宫产除了胎儿没有上述获益外，它较顺产后疼痛明显得多，恢复更慢，还可能引发子宫憩室、子宫内膜异位症、疤痕妊娠等后遗症。小叶听后再次坚定了自己选择顺产的想法，但又担心自己的情况不合适，不禁问道："那哪些情况是需要选择剖宫产呢？"我告诉她，当孕妇有严重并发症、胎儿窘迫、多胎妊娠、巨大胎儿、前置胎盘、胎盘早剥、脐带脱垂、胎位不正等情况时，建议行剖宫产。曾有某汕地区的一户人家，通过某种非正规手段得知胎儿是女婴，孕妇产检得知是前置胎盘，产科医生再三建议剖宫产，由于该户人着急要生儿子，如剖宫产则需要产后起码一年才可以再次试孕，所以也再三拒绝剖宫产。医生无奈，最后女儿降生了，妈妈失血过多回天乏术，这是一个"因无知导致悲惨的命运"的故事。小叶听后，不禁泪眼婆娑，惊叹道："若他们听从医生建议，就不会有惨剧上演了。感谢您给我讲了那么多，待我生产时，我一定听医生的话。"令我欣慰的是，小叶也确实做到了，并顺利生产了一个健康的宝宝。

因此，对于顺产和剖宫产的选择务必慎重，因人而异。准妈妈们要谨记，定期产检，遵从医生建议，若非医学需要，顺产应为首选。

（张嘉晔　韩梦瑶）

# 保胎和流产的故事

王女士因停经 45 天，用验孕棒自测阳性后前来就诊，她问道："医生，我这是第一次怀孕，请问我需要注意什么呀？"我安慰她："别担心，您需要先完善抽血检查，确认是否怀孕。"王女士抽血 HCG 结果显示 6103IU/L，孕酮（PRG）结果显示 45nmol/L，雌二醇（$E_2$）是 200pmol/L，检查结果出来确诊是孕早期。我一边安排她预约妇科 B 超，一边交代早孕期的注意事项，并叮嘱她："如果您没有阴道出血、腹痛情况，可过几天再回来复查抽血情况，查妇科 B 超，以便及时了解胚胎发育情况。"

三天后，王女士一脸慌乱地复诊："医生，我这几天有点阴道出血，还有些肚子痛，我的孩子是不是保不住了啊？您一定要帮帮我呀。"我安慰她后，让她再次做相关检查，抽血 HCG 结果显示 15500IU/L，孕酮结果显示 55nmol/L，雌二醇是 250pmol/L，B 超结果显示宫内早孕，可见胎心搏动。我看完结果后，分析道："您出现了阴道流血和腹痛，这是先兆流产的症状，建议您保胎治疗吧。"王女士担心地问："医生，我的检查结果中孕酮这一项是不是很低？是不是很危险呀？"我告诉她，这个组合叫'孕三项'，包括 HCG 定量、孕酮和雌二醇，这三种激素在妊娠早期监测中都有重要作用。孕酮由卵巢分泌，在孕期能为胎儿的早期生长发育提供支持和保障，并能起到稳定子宫的作用。在孕早期，孕酮会导致女性子宫肌纤维变得松弛，降低兴奋性。同时，还会降低妊娠子宫对缩宫素的敏感度，减少子宫的收缩，有利于受精卵在子宫里正常发育生长。高浓度的孕酮，对增大的女性子宫还起到镇静的作用，维持女性的早期妊娠。孕酮分泌不足，也叫黄体功能不全，易导致流产，需要应用孕酮类的药物进行黄体支持治疗以保胎。

我还告诉她，怀孕的另一重要指标是人绒毛促性腺激素（HCG），它是胎盘滋养细胞分泌的糖蛋白。在胎儿发育过程中，胎盘的合胞滋养层细胞产生大量的 HCG，可通过孕妇的血液循环排泄到尿液中。HCG 在妊娠早期血清增长速度非常快，妊娠 1~2.5 周血清和尿液 HCG 水平迅速升高，1.7~2 天就翻一番，直到怀孕 8~10 周血清浓度达到峰值，持续到 12 周后迅速下降，然后保持一定水平。如果 HCG 数值增长速度缓慢，可能预示胎儿发育不良。如果监测到 HCG 过高的话，甚至 30 多天或者 40 天的时候超过 20 万，就要考虑是不是葡萄胎，这个需要进一步检查来确定。

此外，还有第三个重要指标：雌二醇。在整个妊娠过程中，雌二醇的量也会有不同。妊娠前期一般为 0~300pmol/L，妊娠中期一般为 1000~8000pmol/L，而在妊娠后期一般为 5000~27000pmol/L；异常妊娠，如双胎或多胎妊娠、糖尿病孕妇的雌二醇水平大都偏高；重症妊娠高血压综合征患者的雌二醇水平较低，若雌二醇特别低，则提示有胎儿宫内死亡的风险。

经过讲解，王女士悬着的心终于放下来了。随后，她遵医嘱进行了保胎治疗。复查孕三项指标均正常，未再出现阴道出血及腹痛情况，复查 B 超结果显示胎心正常。

王女士的经历是幸运的，但并不是每个人都这么幸运。赖女士也是初产妇，其因停经 50 天发现意外怀孕，两次查血间隔一周，HCG 从 25000IU/L 升到 54000IU/L，雌二醇从 656pmol/L 升到 955.9pmol/L，孕酮是从 58.69nmol/L 降到 43.4nmol/L，然而赖女士由于工作繁忙，没有太过关注此次妊娠，且第二次抽血结果并未及时复诊。当其出差回来，出现腹痛和阴道出血，才到医院就诊。医生安排她去复查妇科 B 超，结果显示：胎芽的长径为 9mm，未见胎心搏动。医生看到结果后，无奈告诉赖女士，胚胎已经停止发育了。赖女士不得不放弃此次妊娠。

因此，请各位准妈妈务必重视孕三项。孕三项不仅可以精准地检测是否怀孕，它们的水平和变化趋势，还可以帮助预测妊娠结局，是决定保胎与否的重要参考指标。孕早期监测孕三项可以及时了解胚胎的发育情况和卵巢黄体功能，并适时给予干预，预防和降低早期流产的发生。此外，定期监测孕三项对异位妊娠、滋养细胞肿瘤等疾病的早期诊断也能起到一定的帮助。

（徐裕莲　韩梦瑶）

# 睡出来的血栓

## —— 卧床保胎可行吗

37 岁的田女士是一个高龄孕妇，经历过 2 次自然流产。但其怀孕心切，坚持在我这里随诊，今年的 4 月份终于再次怀孕。田女士感激地说："医生，真的非常感谢您，全家都为我这次怀孕开心，我马上就去辞职，回家好好卧床养胎。"之前的流产经历及丈夫和家人对孩子的期盼，都让田女士对这一次怀孕感到异常紧张。因此，在得知自己怀孕后，她就打算立刻辞去工作，下定决心要十月怀胎绝对卧床，为的就是要保住这个宝宝。

我听后摇了摇头，告诉她自然流产实际是自然选择和淘汰的过程，符合达尔文"物竞天择，适者生存"的进化理论。医学研究发现，胚胎着床后大约有30%的概率会发生自然流产，其中约80%为早期流产（妊娠12周内），且在早期流产中最常见原因为胚胎/胎儿染色体异常，其比例高达50%～60%。有一个系统评价卧床休息的综述进行了总结，认为卧床休息不改变妊娠结局。美国妇产科医师学会也声明："对于先兆流产的患者，虽然曾建议卧床休息及补充液体，但这些措施并未证明对预防早产有效，不应常规推荐。此外，潜在的危害，包括静脉血栓栓塞、骨骼脱钙、体能降低和失业带来的负面影响不应该被低估。"在2014年中华医学会妇产科学会产科学组制定的《早产的临床诊断与治疗指南》中也明确指出：尚无证据支持卧床休息是早产的有效预防方法。因此，针对田女士这种情况，十月怀胎绝对卧床不是最好的选择。

田女士听后追问道："医生，那什么样的人适合卧床休息呀？我真的不合适吗？"我告诉田女士，如果存在以下情况，可以在医生的建议下进行卧床保胎，如：出现了腹痛伴随阴道出血，尤其是出血量比较大、颜色鲜红，而且有腹痛（宫缩）的情况；在检查中发现存在胎膜下或者绒毛下血肿，或者发现存在前置胎盘，并且已经伴随有出血的情况；已经做了宫颈环扎术，或者因为子宫解剖学的异常（例如：鞍形子宫或者宫颈机能不全）而导致过一次或者多次的流产和早产的。但是，孕妇在卧床保胎时也应该意识到，由于妊娠期血容量增加，容易出现静脉扩张、静脉张力降低，且增大的子宫压迫髂静脉，影响下肢静脉回流，再加上血液黏稠度增加和血流速度缓慢，长期卧床需要保胎的孕妇发生静脉血栓的概率比正常女性高五倍，且该风险会一直持续到产后。如果栓子脱落，可能造成致死性的肺栓塞。因此，对于长期卧床保胎的孕妇，血栓的预防非常重要！

看到田女士仍眉头紧锁，手足无措。我宽慰道："您不必太过忧虑，建议您孕期适当运动，合理安排饮食，科学保胎，避免久卧不运动。如果实在需要卧床休息进行保胎治疗，在卧床休息时也可以适当地进行一些床上活动，例如：可将下肢抬高以利于静脉回流，卧床时注意变换下肢位置，进行足部踝泵运动。具体操作方法为：用力向下伸脚，尽量使踝关节伸直，保持 3~5 秒钟；然后用力将脚背屈（钩脚），再保持 3~5 秒钟。如此反复练习，调动小腿肌肉泵的作用，增加静脉血的流速，促进下肢静脉血的回流。此外，也可以使用抗血栓压力带，从而减少深静脉血栓发生。"

田女士又问道："请问医生，如果长期卧床，生活饮食方面有没有需要注意的呀？"我告诉她，长期卧床的孕妇尽量不要吃高胆固醇和高脂肪的食物，可以适当多选择一些促进血液循环的食物，如大枣、核桃等，还要多喝水以防止血液黏稠。在卧床休息时，可以适当地进行按摩，尤其是小腿部位。如果突然出现下肢不对称的肿胀或者小腿肌肉压痛、发红或变色，突发胸闷、胸痛、气急等症状，请务必及时到医院就诊。

田欣听我讲了静脉血栓的严重性，终于点了点头，放弃了卧床保胎的打算。

各位孕妈们应谨记，胚胎就好像一棵苗壮的幼苗，适度的风雨，反而有利于它的成长，而瘦弱的、没有根须的幼苗，即使在温室中保护，也无法顺利生长成熟。因此，孕期适度的运动和休息都是重要的。

（宋丽　黄健　韩梦瑶）

# 孕期腿抽筋，可治可防

　　这天，诊室里来了一对母女，是一位中年妇女张阿姨和年轻的肖女士。入座后，张阿姨说她女儿怀孕后，近期经常哭泣，因为晚上她腿会突然抽筋，并且疼得厉害，每次疼几分钟才会缓解，有时是左小腿，有时是右小腿，所以每天晚上都睡不好，躺也不是，站也不是。疼痛加上睡眠不足，女儿觉得这是一种巨大的折磨！肖女士苦恼地说道："医生，这抽筋真的太令人痛苦了，我晚上经常抽筋痛醒。"

　　我解释道："孕期抽筋是指孕妇在怀孕期间，小腿肚出现不由自主地抽筋伴剧烈疼痛的一种常见症状，一般多发生在夜间或者天气寒冷时。当发生抽筋的时候，肉眼观察会看到小腿肌肉鼓起一个包，用手去摸小腿肌肉会变得很硬。肖女士连连点头道："医生，我就是这种症状，怀孕期间也还算注意，为什么还会频繁抽筋呀？"我宽慰她道："您不必太过忧心，没有人能面面俱到。我们都知道'事出有因'这个词，而腿抽筋的原因主要有 4 个方面。首先就是缺钙，一方面是女性在妊娠期间体内甲状旁腺分泌增多，降钙素分泌减少，导致体内容易出现钙流失；另一方面是胎儿生长发育需要大量钙质，而钙质来源是母体，因此一旦摄入不足以维持胎儿及自身需求量，就会造成体内缺钙，引起腿抽筋。其次是饮食不当，如果孕妇长期吃素食，而这些素食不能给孕妇提供充足的钙质，造成钙质摄入不足，就易引起腿抽筋。再者就是疲劳过度，因为孕妇的肚子会越来越大，腿部承受的重力自然就越来越重，如果走得久或者站得久，腿部肌肉会处于疲劳状态，自然会引起肌肉痉挛，所以这又是其中一个原因。最后就是寒冷环境，尤其是夜间，被子不够保暖或者没有给腿部盖被子，让其裸露在寒冷环境中，这样会导致局部肌肉产生过多的酸性代谢产物，而寒冷环境会使人体血液循环变慢，不能及时排出代谢产物，自然就堆积在腿部肌肉，产生腿抽筋。"说完，我看了一下这对母女，说："您二位可以想想孕期中的饮食和生活习惯有没有什么不妥之处？"

肖女士听后幡然醒悟，低声说了句："可能是在空调房待多了，没有注意保暖。"并追问道："医生，那我现在该怎么缓解症状呀？生活方面有什么需要注意的呢？"我告诉她了三个小妙招："其一是中医小妙招，出现腿抽筋的时候，可以按压合谷穴（虎口处）及人中穴（上嘴唇人中沟正中间处），按压时长 30 ~ 40 秒，重复 3 次，即可缓解。其二为牵拉治疗，用抽筋小腿的另一只手，握住抽筋腿的脚趾，用力将脚趾往身体方向拉，同时用另一只手压住膝盖，让小腿伸直，这样也可以缓解抽筋症状。当然也可以让准爸爸帮忙。最后，还可以按摩及热敷，轻轻按摩抽筋的部位以缓解不适；如果抽筋太久造成局部肌肉酸痛，也可以选择热敷或热水泡脚，热水泡脚温度不超过 40℃。母女俩听后万分感谢，张阿姨还说回去后要多注意提醒他们小夫妻做好孕期调养，并给女儿加强饮食调护。

那么对于孕妈妈们，日常该怎么去预防孕期抽筋呢？

①饮食宜均衡，不可偏食，并且多进食富含钙质的食物，如牛奶、豆类制品、坚果类、芝麻、虾皮、海带、紫菜等。

②补充钙剂。从妊娠 4 个月开始，可口服碳酸钙片，以补充体内钙元素。根据《中国居民膳食营养素参考摄入量》建议，在孕期不同阶段，所需要的补钙量分别是孕早期 800mg/d、孕中期 1000mg/d、孕晚期 1200mg/d。

③服装选择。孕妇要选择舒服的孕妇装，搭配及膝的弹性袜，同时建议尽量选择平底或气垫鞋，改善腿部血液循环，减轻足底肌肉的张力。

④其他。可进行户外活动，多晒太阳，促进钙的吸收，但要注意避免紫外线强的时候晒太阳，以免晒伤皮肤；注意做好腿部保暖，尤其是寒冷天气；不要长时间保持某种体位，如跷二郎腿会使得血液回流瘀滞，到一定的程度时就会出现腿抽筋。

各位孕妈妈们也不必太过担心，腿抽筋的症状只是暂时的，并不会引起其他并发症，就算是抽得比较严重，也只是几天内的肌肉酸痛。当然，如果疼得无法忍受，或者疼痛几天仍不能消失，出现红肿热痛、行走困难的情况，一定要及时看医生哦！

（陈君　朱文媛）

# 恼人的孕吐

没有什么比怀孕更让人开心了，但在怀孕的过程中也有些不舒适的症状，其中之一就是孕吐。听起来好像没什么，实际上孕吐可是麻烦不小啊！对于有些准妈妈而言，孕吐若频繁且严重，使其无法正常进食、工作和社交，严重影响了日常生活。有些准妈妈们想用药物来缓解孕吐症状，但又担心对胎儿产生不好的影响。

小薇怀孕了，全家都开心得很。但怀孕差不多两个月的时候，恶心呕吐特别厉害，有时喝口水都吐个天翻地覆，那种难受劲儿，让全家人都非常焦虑担心。他们不仅替小薇难受，还担心对胎儿有影响，带小薇到医院输液也并没有改善多少。后来一位医生朋友向小薇推荐了中医院的中医疗法，小薇也实在是受不了孕吐的折磨，最终走进了中医院妇科诊室。

面对一脸愁苦的小薇，我让她去做梅花针治疗。小薇听到陌生词汇"梅花针"便皱眉道："医生，请问梅花针治疗真的有效吗？会不会很危险？"我告诉她，梅花针是一种常见的中医疗法，主要通过梅花针在特定体表皮肤上叩刺以达到中焦健运、下焦通调、肝气调达、心神安定的功效，从而改善妊娠恶心呕吐症状。梅花针治疗并不可怕，其操作方法简单。医护们会根据患者临床表现，在特定的部位、穴位、经络进行叩刺。此外，叩刺时，医护们还会根据患者的感受及中医辨证来控制叩刺的强度及时间，以确保疗法的安全性和有效性。

小薇听后松了一口气，满怀期待地去做梅花针治疗。在小薇接受梅花针治疗时，我让她用手机放柔和的音乐并一直和她聊天，了解她平常的生活饮食习惯，指导她孕期该注意的事项。整个治疗过程是 8 ~ 10 分钟，小薇只感到轻微的刺痛和酸胀。治疗后的当天晚上，小薇欣喜地给我发消息道："谢谢医生，我今晚吃了半碗饭都没有出现呕吐，我和家人都松了一口气呢。"

在进行了 4 天的梅花针治疗后，小薇的孕吐症状完全得到缓解。当她高兴地告诉我这个好消息时，我和她又聊了一会儿。告诫她，其实孕吐的发生还和孕妇的饮食、心情等相关，所以孕吐还可以通过饮食和运动来减轻症状。例如：少量多餐；避免快速地大量进食或空腹；避免进食油腻、刺激性食物及难消化的食物；避免一些特殊气味的刺激，如腥味等。同时，我还跟她说："你平时脾胃功能比较差，要注意不可进食过多生冷的水果哦！此外，生姜、柠檬也有缓解孕吐的作用，所以孕期身边可以常备点小零嘴——咸姜。它可以缓解作闷、作呕及呕吐酸水的症状。"另外，我还跟小薇说，准妈妈每天保持充足的睡眠时间和愉悦的心情也是非常重要的，可以在家人的陪同下适当散步、与家人朋友聊天去放松心情。"嗯嗯，我都记住了，谢谢您，医生！"小薇高兴地致谢离开。相信她和她的家人都会怀着喜悦的心情静候小宝贝的降临！

小薇的经历告诉我们，孕期不适是许多准妈妈都会面临的问题。虽然恶心和呕吐可能是正常的孕期反应，但如果症状太强烈或过于频繁，将影响到孕妇及胎儿的健康和预后。因此，寻找有效缓解孕期不适的方法至关重要。有文献报道，临床医学专家对梅花针治疗的有效性进行了广泛的研究，其中一个针对 1500 名孕妇的治疗结果显示：在使用梅花针进行治疗后，超过 80% 的患者完全缓解了孕吐症状，并且没有出现任何副作用或并发症。正是这种神奇的中医疗法治疗孕吐的效果惊人，让小薇的孕程变得轻松愉快和健康。

最后告诫各位准妈妈，虽然使用梅花针治疗孕吐效果显著，但准妈妈们一定要选择正规专业的医院进行治疗，以保证安全与疗效。

（黄黛苑　韩梦瑶）


# 当孕期遇到腹痛和阴道流血


20 岁的小新刚结婚不久，便发现自己怀孕了。初次怀孕的小新既开心又焦虑，开心的是两人有了爱情结晶，焦虑的是因为自己联想到肥皂剧中的女主角在孕期会出现腹痛、阴道出血，然后被医生告知"孩子保不住了"。为此，小新特地来找我了解孕期的一些知识。

"出现腹痛、阴道流血？我需要注意些什么呢？"

我告诉她："孕早期（怀孕第1～3月）腹痛可能是正常生理现象，也可能是病理现象，需要正确区分。孕早期出现轻微的下腹不适、肚子绷紧，有下坠感时不要慌。孕早期经常会发现和月经期类似的轻度下腹不适，有下坠感，原因是子宫短期内快速增大，需要大量血液供应，对肌层及周围韧带形成牵拉，孕妇一时无法适应，只要没有剧烈的腹痛、阴道流血，一般就没有什么大问题。有些孕妈妈在孕早期可能会感觉肚子突然绷紧，下腹有下坠感，压迫着后脊椎，仿佛整个人被牵扯下坠，这就是早期宫缩。早期宫缩一般是稀发的、不规则和不对称的。除生理性因素外，一般与孕妈妈吃刺激性食物、过度劳累、情绪紧张、腹部受到撞击有关。"

如果在腹痛的时候还出现了阴道流血，情况就不同了。我提醒小新，孕早期出现下列这几种情况时，需要引起注意：①停经后出现阴道流血，下腹痛，腰骶酸痛，并有下腹坠胀感；②下腹撕裂痛并伴随肛门坠胀感，阴道流血；③阵发性下腹痛，并伴有恶心呕吐。出现这些情况时很危险，需要尽快就医，进一步检查。

小新疑惑地问："为什么这三种情况有危险呢？"

我告诉她，当停经后出现少量阴道流血，无妊娠物排出，且出现轻微下腹坠痛，可能是先兆流产，需要保胎；如果腹痛持续加重，需警惕进行性流产；当阴道出现不规则、量少、点滴状、颜色暗红或深褐色流血，或者量较多似月经，下腹一侧隐痛或胀痛甚至是撕裂痛，疼痛为阵发性或持续性，同时伴有肛门坠胀感，就要考虑是不是异位妊娠了；当停经后出现不规则的阴道流血，量多少不定，反复发作，逐渐增多，甚至排出水泡样组织物，恶心呕吐比较明显时，要警惕葡萄胎。上述情况不管是哪一种，都需要尽快处理。

小新听后松了一口气，说道："还好我提前咨询你了，我一定会多加注意，有问题及时就医，谨遵医嘱。"

我笑了笑说："我再说得长远一点吧！"

接着我继续科普："并不是只有孕早期会出现这种情况，孕中期和孕晚期依然有可能。"

孕中期（怀孕第4~7月）出现下腹部疼痛时不要慌。这个阶段，胎儿长得比较快，子宫增大会不断刺激肋骨下缘，可能引起肋骨钝痛或因耻骨联合分离而疼痛，甚至导致活动受限。一般随着孕周增加，不适感就会减轻或消失。若孕中期出现子宫触痛、背部疼痛、盆腔痛、频繁的宫缩时，就很危险了。胎盘早期剥离一般是在怀孕5个月后，突然出现大量阴道出血、持续性或轻或重的腹痛、腹部胀大变硬、按压时明显疼痛，常伴有恶心呕吐、头晕眼花、面色苍白等症状。胎盘早期剥离起病急、发展快，出现这样的情况一定要立即就医。

孕晚期（怀孕7个月以后）出现胎动伴腹部下坠变硬的感觉时，也不要慌。胎动有一定的规律性，一般每小时3~5次。胎动可分为转动、翻动、滚动、跳动及高频率运动。随着胎儿的力气越来越大，孕妈妈们身体其他部位会被顶得难受，比如胃，但不会引起明显不适，数十秒钟就可缓解。从孕28周开始，增大的子宫开始下降，骨盆承受的压力增加，孕妈妈们经常会感觉腹部向下坠，背伸不直，如果较长时间用同一个姿势站或坐，会感到腹部一阵阵变硬，称为假宫缩。临产前，假性宫缩会越来越频繁。若孕晚期出现宫缩频繁、阴道分泌物增加或者性状改变（变得稀薄、黏稠、带血）、见红、腹痛，或者1小时内有4次以上宫缩、骨盆部位压力增加、腰骶部疼痛等情况时，各位准妈妈一定要去就医。在怀孕满 28～37 周前出现真性宫缩，会使宫颈变薄或张大，从而导致早产。

"总之，孕期出现腹痛和阴道流血，都应该引起注意，及早就医，以确保小宝宝平安到来！"这是我最后语重心长的一句。"嗯，我一定多加注重！"小新信誓旦旦地应了一句。最终小薇生了一个健康的宝宝，她家人和朋友都开心极了！

（胡碧丽　韩梦瑶）

# 病毒带来的恐慌

2020 年全球暴发新型冠状病毒感染肺炎疫情，我国政府坚持人民至上、生命至上，坚持外防输入、内防反弹，坚持动态清零不动摇，因时因势优化完善防控措施，积极应对全球多轮疫情流行的冲击，最大程度保护了人民生命安全和身体健康，统筹疫情防控和经济社会发展。怀孕 2 个月的孕妈妈小杜感染了新冠病毒，之后忧心忡忡地来门诊找我。

小杜问："医生，听说怀孕时感染了新型冠状病毒，胎儿就不能要了，是真的吗？"我宽慰她道，的确很多病毒都有致畸的风险，尤其是在怀孕的前 3 个月，这个时间是胎儿结构发育的关键时期，如果出现了病毒感染，很可能会有风险。但是我们不是生活在真空地带，我们身边充斥的病毒太多了，没有哪个孕妇能够确保自己在早孕期间一定不会被病毒感染。而且正常人群的胎儿也存在 4%～6% 的畸形率，这是自然界的规律，所以我们要定期做产检，排查胎儿畸形，及时处理。随后我反问她："假如说你早孕的时候得了流感，你会因为流感病毒而去流产吗？"见小杜默不作声，我告诉她目前并没有报道孕妇早孕期感染新型冠状病毒，胎儿畸形的概率就明显增加，感染新型冠状病毒的孕妇如果能够得到及时的对症治疗，对胎儿的影响是比较小的。我建议她孕期定期产检，排查畸形，不用过度地焦虑，保证充足的睡眠和休息。

小杜听后还是有些不放心，追问道："那如果孕妇感染了新型冠状病毒，必须要吃药吗？用药物治疗真的安全吗？"我告诉她，如果没有不适症状或者症状轻微者是不需要药物治疗的。但如果出现了明显症状，是需要用药治疗的，要选择孕期比较安全的药物。如果准妈妈们出现了发热大于38.5℃，不要硬扛，可以使用对乙酰氨基酚的单方药物退热，不建议使用布洛芬。如果用了药还是高烧不退，就要及时去医院就医。如果体温小于38.5℃，可以使用物理降温的方法退热。如果出现鼻塞流涕，可以使用生理盐水或海盐水来洗鼻，水的温度注意维持在25～40℃，以免刺激鼻腔，不建议使用麻黄碱类的药物。

"如果出现咳嗽咳痰该怎么办呢？"小杜问道。我告诉她比较安全的是使用乙酰半胱氨酸，建议使用氨溴索。

"如果孕妈妈们便秘该怎么办呢？"此时可以使用乳果糖和益生菌，不建议使用番泻叶。"那腹泻可以用哪种药物呢？"此时使用蒙脱石散是安全的，同时可以加服一些口服的补液盐以维持水电解质的平衡。

"感染新型冠状病毒的孕妇如果出现咽痛如刀割的症状该怎么缓解呢？"这时，可以用中医的治疗方法，孕妇体虚，易感外邪，中医治疗上以扶助正气，顾护胎儿为主。咽痛不一定就是热证，风寒袭口时也会出现"刀片喉"的症状，可以用荆防败毒散；辨为热证的，常用的中药代表方是银翘散，还可以用点刺放血少商穴、商阳穴和按摩鱼际穴的方法来缓解咽痛症状，同时可以用温的淡盐水来漱口，多饮温开水，多吃一些新鲜的水果和蔬菜。当然，孕妈妈们一定要谨记，感染新型冠状病毒后，不可自己私自乱用药，务必在医生指导下安全用药！

新型冠状病毒可能会长期存在，人们可能会出现多次感染，平时我们一定要做好个人的防护，要科学佩戴口罩，做好手卫生，少到人员聚集和空间密闭的场所；多了解一些病毒的知识，就少一分恐慌。

（唐薇　韩梦瑶）

# 孕育危机

## —— 一次异位妊娠的经历

"铃铃铃……"半夜里手机铃声突然大作，我爬到床头柜拿起手机，老郭焦急的声音一下子让我清醒了过来。

"老同学，我老婆突然肚子疼，痛得像撕裂开一样，从来没见过她这么痛过！"

老郭和小芳结婚两年了，一直希望有个孩子。两口子备孕了两年，最近，小芳的月经推迟了几天，验孕棒上终于出现了两条红杠，小芳兴奋不已，第一时间告诉了自己的母亲，母亲也很高兴，千叮万嘱，千万不能着急做B超，免得B超辐射对胎儿有伤害。但前几天，小芳发现有少量的阴道出血，她自己上网搜索了一下，觉得像是先兆流产，于是自己买了些保胎的中成药吃。

我简单问了一下情况，老郭打断了我，着急地说："我打算送她去你们医院急诊看看！"

　　老郭的家离我们医院很远，开车还要一个多小时才能到，我建议他呼叫120把小芳送到最近的医院急诊去处理。我给他打了个预防针："很可能是异位妊娠合并内出血。"

　　紧张的一夜过去了。次日清晨，我接到了老郭的电话："老同学，太感谢你了！还好听了你的话，120送到了最近的医院，看了急诊。昨晚一到了急诊，妇科医生就开通了绿色通道，很快就送进了手术室，说再迟一点到，可能就没命了。现在手术已经做完了，医生说是因为输卵管妊娠破裂导致的失血性休克。"

　　我松了一口气。接下来，我开始解答老郭的疑问。

　　异位妊娠并不陌生，它是指受精卵在子宫以外的部位着床生长，以输卵管妊娠最为常见，占95%。然而，它也可能发生在卵巢、腹腔、宫角、剖宫产瘢痕部位或子宫颈，甚至是子宫残角妊娠。异位妊娠的发生率每年都在增加，无论是哪个部位的异位妊娠，随着妊娠而增大，均有破裂的可能，如输卵管妊娠可能会导致输卵管破裂。器官破裂引起腹腔内大出血甚至失血性休克，是对孕妇生命的极大威胁，需要引起患者和医生的高度警惕。

　　老郭震惊了半晌，这才问我："为什么会异位妊娠？"事实上，导致这个问题的原因很复杂。我对老郭说："就以输卵管妊娠为例来讲讲吧，有输卵管炎症、输卵管妊娠史或手术史，既往曾经患有输卵管妊娠，或者输卵管发育不良或功能异常、避孕失败、子宫内膜异位症、长期精神紧张焦虑等的患者，都可以发生宫外孕。"

　　"这么麻烦，早知道我们俩去做试管婴儿了！"老郭说。

"辅助生育技术也会导致异位妊娠的，试管婴儿还有可能导致复合妊娠，比如说官内妊娠合并输卵管妊娠。还不如好好治疗妇科炎症呢，毕竟这是最常见的原因啊！"我一本正经地说。

老郭说："原来炎症会引起异位妊娠啊，我们太大意了，以前感染了支原体，以为治疗好了就没事了，下回得吃一堑长一智了！"接着，他好奇地问："老同学，昨天晚上，你怎么第一时间就能想到我太太是异位妊娠？"

作为妇科的医护人员，对异位妊娠当然是具有较高的敏感性的。小芳非同寻常的疼痛，正是身体发出的求救信号。大部分人患了异位妊娠后会出现停经、腹痛和阴道出血，但也有不少人误把阴道出血当成了月经，错过了早诊断的时机。

在临床上，B超可以诊断出是否正常妊娠，当出现停经且HCG阳性，但B超下仍未照到官内妊娠征，就应该警惕异位妊娠的发生。如果B超下照到妊娠囊在附件区而非在子宫内，那基本可以确诊了。B超主要是通过超声波来进行检查的，安全、无创、方便，并不存在什么"辐射"。

小芳惊心动魄的抢救过程让一家人都后怕万分，尤其是小芳的母亲，既懊悔没有让女儿早点看医生做B超，又担心女儿将来无法正常生育。老郭给她吃了颗定心丸："妈您放心吧，这事交给我，我也是肇事者嘛！"老郭在我的紧锣密鼓地科普之下，开始翻看一些科普书籍，迅速从医学小白成长为一个合格的丈夫。

小芳虽然切除了患病的输卵管，但还有另一条输卵管。她手术过后，在家人的照顾和关爱中迅速康复了。一家人从饮食起居、心理护理等多方面帮助她调节，积极地治疗妇科炎症，也做了输卵管造影检查，幸好留下的输卵管是通畅的。老郭也不再着急着让小芳再次怀孕。一年之后，小芳顺利地怀孕了，并产下了一个健康可爱的宝宝。

（陈志霞　郑夏玲　刘冉）

# 奇妙的"宫斗"
## —— 子宫肌瘤与妊娠

丽丽备孕5年，终于发现自己怀孕了，小两口欣喜若狂。但刚怀孕3个月，她就开始觉得下腹胀、尿频。她有点奇怪，照理说这都是快临盆的产妇才会有的症状。事关孩子，小两口可不敢怠慢，赶忙挂了号来看妇科门诊。

丽丽带着疑惑，来到了我的门诊。听了她的症状，我先让她去做了个彩超。彩超检查发现，丽丽的胚胎发育符合停经时间，但子宫上布满了大大小小的肌瘤，从10mm到45mm不等。"医生，这些肌瘤为什么长大了啊？"说着，丽丽拿出了她怀孕前的超声报告，跟现在的一比，平均每个肌瘤都长大了10mm左右。"我那些症状是不是就是因为这个肌瘤长大引起的啊？"

"是的。你的症状确实就是因为这个子宫肌瘤增大引起的。这个子宫肌瘤让你的子宫比正常怀孕的子宫更大，所以让你提早出现了一些孕晚期才会有的症状。"

"为什么会长大啊医生？自从怀了宝宝，我就已经处处留心了，现在饮食、生活起居上什么坏习惯都改掉了，为什么这个肌瘤还会长大啊？"丽丽越说越着急，越说越自责。

"别自责，这是一种很常见的情况。"我安慰丽丽："怀孕的时候，身体里的雌激素和孕激素会自然增高，子宫的血供更丰富，子宫肌瘤受这些因素的影响会有所增大，这是正常现象，不是你的错。"

"那这些肌瘤会影响宝宝吗？这个宝宝是我好不容易才怀上的，我不想宝宝因为这个出现什么意外。早知道这样，还不如在怀孕之前手术，做掉这些肌瘤就好了，但那时候医生又说我的肌瘤虽然多但都很小，而且没有症状，手术剔瘤反而会留下瘢痕，甚至是粘连性不孕，所以当时没有做手术。"丽丽叹了一口气，脸上写满了忧愁和懊悔。

"医生说得没有错，你之前的肌瘤虽然有多个，但都只有 10～20mm，而且基本上是肌壁间的，也没有症状。通俗点说，手术想剔除这些肌瘤，就像要掘地三尺挖几个小石子，整块地都要被翻个底朝天，对子宫是损伤大于收益的，所以当时医生是不建议你手术治疗的。"我告诉丽丽："子宫肌瘤对宝宝有没有影响，主要取决于这个肌瘤的位置和大小。位置方面，如果肌瘤长在黏膜下，可能会影响胚胎着床；如果肌瘤正好长在胎盘附近，可能会出现胎盘早剥、胎儿生长发育不良、流产、早产等情况。还有小部分孕妇会出现妊娠期肌瘤性疼痛，简单来说，就是有些孕妇的子宫肌瘤会在怀孕期间出现坏死、变性、快速增大，然后孕妇会出现剧烈腹痛伴恶心、呕吐、发热，这种情况称为'妊娠期肌瘤性疼痛综合征'。所以在怀孕的时候，如果有什么不舒服要马上来看医生，不要忍，更不要拖延。"

"我明白了医生，那像我这种情况，接下来要怎么办呢？要吃药吗，或者是要手术吗？会不会对宝宝有影响啊？"丽丽连声追问。

"别紧张，绝大多数孕妇，包括像你这种多发子宫肌瘤都不太大，而且长在肌壁间，没有影响到胚胎着床和胎儿生长的，只是需要观察和监测子宫肌瘤的大小、生长情况、与胎盘的关系，并在不影响胎儿健康的前提下进行缓解症状的治疗。同时要避免过度剧烈的体力劳动或其他可能导致腹部挤压的活动，减轻子宫肌瘤对胎儿的压迫情况，保障胎儿的安全。如果子宫肌瘤很大、一直在长而且长得很快、已经对胎儿的生长有影响了，或者出现了我前面说的妊娠期肌瘤性疼痛，那到时候可能就要用药或者是做手术了，最坏的情况可能就是要终止妊娠。具体要怎么处理，选择哪种方式，医生要根据那个时候你的身体情况和宝宝的状态来进行选择。当然，所有医生都希望你能顺顺利利地生下宝宝来。所以，关于这个子宫肌瘤，要积极观察，出现症状积极治疗，做好出现最坏情况的心理准备，去迎接最好的未来。"我鼓励她。

听完这些分析和建议，丽丽感慨地说："没想到子宫肌瘤有这么多需要注意的地方！"我建议丽丽到产科去，按照高危围产进行孕期监测。整个孕期，丽丽都小心翼翼，遵医嘱，按时按规进行产检。最后，她顺利生下了一个健康的宝宝。

（郑夏玲　杨思琦）

# 孕期水肿

## —— 缓解有妙招

"孕妈妈"小陈已经怀孕 28 周了，她以前是个身材纤细的小仙女，但最近身子越来越重，笨重得像只企鹅，以前紧致的小 V 脸也基本变成了"大饼子脸"，以前的锁骨和纤细的美腿统统没有了，脚肿得像个猪蹄子一样。小陈的老公觉得很可爱，专门拿了根绳子一圈一圈地把小陈的脚像粽子一样缠起来，然后笑嘻嘻地说"吃粽子咯！"原本先生是想逗逗小陈，但是孕期的小陈很敏感，听完后开始焦虑起来，她觉得自己怀孕之后是肿了好多，这会不会不大正常？是不是身体出现什么毛病了？需不需要进行治疗？

第二天，小陈夫妇俩带着上面的疑问来到了产科门诊。看着焦虑的两个小年轻，我安抚道："先别着急，我们一步一步来检查一下身体情况。"我先让小陈量了体重及血压，目的是与上次记录比较，看有无出现体重骤增的情况，另外查看是否有高血压。然后，我开始按压小陈的小腿，看皮肤按压后是什么情况。一般来说，如果按压下陷、没有弹性、颜色偏暗，多为病理性水肿。接下来就是给小陈做相关的检查：血常规、尿常规、生化、血清心肌标志物、眼底、超声、胎儿监测、心电图等来明确病因。所幸的是，小陈近期体重变化不大，血压也是正常的，皮肤按压后也会慢慢恢复，以上检查也无异常。我给出的诊断是生理性水肿。

我向小陈夫妇解释道，对于孕妇来说，除了自身代谢外，孕妇还要保证胎盘的血液循环，满足胎儿生长的需求，因此血容量是会增加的。另外，由于激素水平的变化，容易引起过多的水和钠积存在体内，即水钠潴留。再加上子宫增大压迫了下腔静脉，使下肢血液和淋巴液回流受阻，诸多原因使得孕妇体内液体积聚在下肢，自然就会出现水肿，这就是生理性水肿。若经过医生的检测和检查有异常，则要警惕病理性水肿的发生。

那一刻，小陈夫妇悬着的心也放下来了。小陈又问我："医生，那有没有可以缓解的招数？我现在看起来实在是太难看了，脚肿得和猪蹄一样。"我告诉他们需要注意以下五点：

## 1. 控制饮食

孕期饮食需低脂、低糖、少盐，多吃清淡及富含蛋白质的食物、蔬果等。同时也可以进食一些利尿消肿的药膳，如冬瓜排骨汤、赤豆鲫鱼汤等。

## 2. 调整睡姿

睡姿尽量采取左侧卧位。若平躺时，适当地抬高下肢。人体的心脏离脚比较远，下半身的静脉血回流缓慢，所以出现下肢血液运行不畅而浮肿的现象。抬高下肢则可以帮助下肢血液运行，水肿也跟着慢慢消退。同理，若是坐着时，可以垫一个凳子，让脚与臀部同高。

## 3. 适当运动

饭后可适当散步，既可锻炼身体，也能让血液循环畅通。如果自身情况允许，也可以做一些孕期瑜伽，但任何运动要根据自身情况，不可过量。

## 4. 穿着宽松

穿着过紧的袜子或鞋子会影响血液的回流，导致血液运行不畅，从而加重孕期水肿的症状。因此，尽量穿着宽松衣服，如孕妇装等。

## 5. 经常按摩

按摩应该从下往上按摩，就是从孕妇的脚向着小腿的方向，逐渐向上按摩，这样可以帮助血液返回心脏。

总的来说，孕期生理性水肿如果不进行任何生活方式的干预，随着孕周的增加，水肿会加重；所以针对这样的问题，应该做好预防，做到合理休息、低盐饮食、适当运动、不久坐久站。此外，需要控制好自身体重和胎儿体重。

听完我说的话，小陈夫妇终于露出了笑容，开心地离开了诊室，相信"孕妈妈"小陈可以做到以上几点，顺利度过整个孕期！

（陈君　朱文媛）

# 小孕囊，大孕囊

胎心、胎芽的出现，与孕囊发育健康状况有关。若孕囊发育状况处于良好状态，宝宝也比较茁壮。所以怀孕早期，孕妈妈若了解有关孕囊发育的事情，对胎宝宝发育也是有好处的。关于孕囊的由来和大小，大家知道多少呢？大孕囊与小孕囊对胎宝宝的影响又有什么关系呢？

小悦备孕多年仍没有怀上宝宝，她最后一次月经是3月5日，经期一般都是6天，平时月经比较规律，30天1次，这个月10日还没有来月经。她心里有些许着急，便去买验孕棒测了下，第一次是下午五点半下班回去测的，显示两条杠一深一浅；第二天清晨用晨尿验了，两条杠都很红！于是，小悦在4月12日来医院做了一个妇科彩超，想确认是不是怀孕。彩超结果显示：宫内有0.5cm×0.4cm的液性暗区，但没有胚胎反射。小悦拿着B超单来诊室求诊，我告诉小悦："你怀孕的天数较短，所以是这样的情况。不用慌，一周后再过来复查！"

一周后，小悦又去做了个妇科彩超，检查显示：宫内孕囊大小1.0cm×0.9cm，出现了胚胎反射。按照小悦的末次月经时间，我告诉小悦，可能是她的受孕时间晚，所以孕囊相对较小！并叮嘱小悦一定要好好休息，避免剧烈运动。建议定期复查彩超情况，继续观察孕囊情况。

小悦期盼多年的宝宝终于到来了，但是内心仍然很焦虑，孕囊的大小会不会影响后续胎宝宝的生长和发育呢？

　　我非常理解小悦的心情，于是耐心地给她解释："孕囊是由精子与卵子结合成功之后，通过受精卵细胞不断增殖分化而形成的囊样结构。在受精之后大约30个小时，受精卵能够借助于输卵管的蠕动和输卵管上皮纤毛推动，向宫腔的方向移动，同时开始进行有丝分裂。形成孕囊是比较复杂的过程，一般需要经过受精、卵裂、增生等几个阶段。大约在受精之后的第96小时后，早期的囊胚能够进入到宫腔。随后细胞继续分裂，并且能够在细胞间隙汇集来自宫腔的液体，这个时候就形成早期的囊胚。到受精之后的第5~6天，早期囊胚表面透明带消失，总体积逐渐增大，继续发育分裂，形成晚期囊胚，逐步能够被超声影像学检查探视，这时就可以观察到孕囊。"

　　孕囊偏小的原因一：生理原因。

　　这种情况其实在临床上还是不少见的，它并不是因为胚胎发育异常而导致孕囊小，只是因为可能排卵时间晚、受精时间晚，所以孕囊相对长得慢，就是跟同样月份的人来讲比较小一点。生理原因造成的孕囊偏小属正常情况，只要动态检查显示绒毛膜促性腺激素及孕酮值正在逐渐升高，孕囊在继续生长，并且逐渐出现了胎芽和胎心，即说明孕囊偏小是由于排卵期错后、受孕时间晚等生理性原因所致，可继续妊娠。

　　孕囊偏小的原因二：病理原因。

　　由于胚胎发育不良，或者孕妇在孕期感染支原体、衣原体、风疹病毒或接触到有毒有害物质等原因，导致孕囊明显小于停经月份。出现以上情况的孕妇在妊娠期随着时间的推移，孕囊会继续长大，但见不到胎芽和胎心，这种情况下的孕囊是不正常的，最终会导致孕妇流产。严密监测后，如确诊为稽留流产，应该到正规医院做清宫术，然后查明流产原因，对症治疗。

最后，我安抚小悦，按照目前的检查结果来看，她的孕囊大小符合停经时间，可以继续观察。我建议她在怀孕期间要做好孕期的各项检查。另外，保持心情愉悦，更有利于胎儿的发育；合理地饮食，多吃新鲜的蔬菜和水果，少吃辛辣刺激性食物，少吃寒凉生冷的食物，不喝咖啡和饮料，每天适当运动，避免感染，保证休息和睡眠。只要这时胎儿的卵黄囊、胎心、胎芽的生长发育正常，一般就不会对胎儿产生影响，所以不用特别担心。

小悦终于松了一口气，连连和我道谢，迈着幸福又轻快的步伐走出了诊室。

（徐裕莲　朱文媛）

# 真假临产

小楚和小王结婚 3 年了。一天，小楚发现自己怀孕了，老公小王很开心，每天悉心照料老婆，给肚子里的宝宝讲故事，非常期待宝宝的降生。

随着肚子日渐隆起，距离预产期还有一周左右时，小楚突然感到剧烈的宫缩和疼痛，腰部和骨盆区域感到疼痛不适。休息了一会儿又没那么不舒服了，小楚担心是不是自己要生了，赶紧告诉小王自己可能要临产的迹象。小王听了，急得团团转，赶紧打了"120"，把老婆送到医院。

我通过检查，告诉小楚和小王，这是假临产，是一系列类似临产的症状，但并不意味着宝宝即将出生；宝宝即将降生的过程才是真临产，每位孕妈妈都可能会经历真临产和假临产的迹象。小楚和小王松了口气，原来是虚惊一场。但是经过这次历险，小王很是担心老婆，开始追问："医生，如何分辨出真假临产？"

我告诉小王，假临产也称为宫缩前期或产前收缩，是指在临产前几周或几天内发生的不规律、无明显规律的宫缩。但最终可能会停止并重新恢复正常，一般有以下几个特征。①不规律宫缩：假临产的宫缩没有规律，孕妇可能会感到肚子一阵一阵地发紧、发硬，甚至出现小腹疼痛，但是间隔时间和持续时间也没有明显的变化；②腰背疼痛：假临产期间，可能出现腰背部的轻度不适或疼痛感，但这种疼痛通常不像真临产时那么强烈或规律；③安静休息可缓解：在假临产时，休息或改变体位通常可以减轻不适或疼痛；④无宫颈扩张：在假临产期间，宫颈并不会出现明显的扩张和变薄；⑤没有破水：假临产并不会引起羊水的破裂，因此没有液体流出阴道的现象。

而真临产是指宫缩开始变得规律、频率逐渐加快、持续时间延长，并伴随其他生理和情绪上的变化，这才是宝宝真正要降生的症状。①宫缩：真临产的标志是宫缩的开始，宫缩会逐渐变得规律且有节奏，持续时间逐渐延长而且宫缩的间隔时间逐渐缩短；②破水：在真临产开始时，羊水可能会破裂，导致阴道流出透明或略带粉红色的羊水；③宫颈扩张：随着真临产的进行，宫颈会逐渐扩张和变薄，为宝宝的顺利通过生产道做准备；④胎动：宝宝在真临产期间可能会有更强烈的胎动感觉，因为宫缩会刺激到宝宝。

小王听得很仔细，学会了如何分辨孕妇真假临产的简单方法，他决定在未来的这段等待宝宝降生的时间里，仔细观察老婆的情况。

4 天后，小王陪着小楚在客厅里看电视，给老婆肚子里的宝宝讲着故事，突然小楚再次感到腹部收缩，感觉有点腹部下坠感。随着时间的推移，小王发现老婆开始出现频繁的宫缩，他知道宫缩是肌肉收缩的表现，有助于推动宝宝通过产道。紧接着宫缩变得更加规律和强烈，小王知道这可能是真正进入临产阶段的信号，于是开始用计时器记录每次宫缩的间隔和持续时间，并赶紧打车带小楚来到了医院。我通过检查，确认小楚的宫缩和其他症状都符合真正临产，小王既兴奋又担心，就在这时，小楚突然感到强烈的宫缩和疼痛，下体开始排液，临产开始了。小王一直陪伴在小楚身边，给她加油打气，给予她爱的关怀，最终小楚顺利产下一个儿子。抱着襁褓中的儿子，小王和小楚喜极而泣。

因为宝宝的降临，小王感觉生活发生了美妙的变化。孩子的到来，让他感觉到家更加完整，每一天都充满了笑声和快乐。

（李文芳　朱文媛）

下篇

产后

# 产后保健

---※❀※---

## 科学饮食，助力回归美好身材

现今大家对于产后的恢复愈发重视，最近门诊有很多患者是专门来看产后减肥的，小敏就是其中之一。

"医生啊，生了没半年，就已经胖了快 20 斤了，这该怎么办啊？"小敏还没坐下，就已经不断地询问我。

"别着急，你先慢慢说。"我指着椅子，示意她坐下来慢慢讲。

"我没生娃之前，那些露背露脐的辣妹装可是满衣柜，现在可是想穿都穿不上啊。"小敏愤愤不平地捏捏自己的小肚子，"我坐月子的时候就已经很克制了，那些什么乱七八糟的补汤可是没喝几顿。也不吃碳水了呀，也开始运动了呀，为什么感觉喝水都能长膘，而且我还特别容易累，带娃可真的太难了！"

"想要恢复产前的身材，光靠少吃或者晚上根本不吃饭，可不行哟。"我摇头，叹了口气，"节食永远不是最好的减肥方法，对于母乳妈妈来说，节食减肥会导致内分泌失调、母乳质量下降，影响宝宝摄入的营养"。

"可是别人不都这样？"小敏疑惑地眨眼睛。

"别人？人是铁，饭是钢，我们的工作、生活、运动都是需要消耗能量的呀，不吃怎么可以呢？"

"我还是有吃菜吃肉的呀。"小敏辩解道。

"那你都老是感觉疲乏犯困了，可不就是没吃够嘛！"我解释道："想要减肥，从饮食入手没毛病，但是要吃对呀。米饭可是主食，不是用碳水二字可以概括的。饮食上学会合理搭配，获得全面的营养就好啦。想吃得好还容易瘦，秘诀只有四个字：营养均衡。要知道逐步减重才是最安全的。"

"那医生，你说要怎么吃？"小敏疑惑地问道。

"你看，这是中国营养膳食宝塔，够权威了吧，仔细看看！"我指着桌上的图对她解释道："首先，你还在哺乳期吧，这个膳食结构和一个正常成年人的健康膳食结构基本上没啥差别，只不过哺乳期要比平时多摄入 20% 的热量。其次，你看这个中国营养学会的原图里有一句话：月子膳食亦适用。也就是说，月子餐其实就跟哺乳期饮食一样对待，没什么特别的；再者，哺乳期适当增加鱼、禽、蛋、肉和海产品，优质蛋白也是不能少的哟！"

"至于这个到底怎么搭配，记住一句话：不要暴饮暴食、大鱼大肉，要谷薯类、水果蔬菜、鱼肉禽蛋、奶类大豆都能均衡摄入。至于哺乳需要的额外 20% 的热量，最好加在鱼、肉、蛋及海产品里。妈妈摄入营养密度更高的食物，才能给宝宝足够的能量和营养素。"

"最后，每天的水果一定要吃够。《中国居民膳食指南》给出的标准是每天半斤水果，而且不能用蔬菜替代。吃饭的时候，宝妈们也要特别注意进食顺序：一是先吃肉，然后是蔬菜，吃完之后再吃一点点米饭。

从备孕到产后，妈妈们真正要忌口的只有两样：烟和酒。无论在月子里还是哺乳期，少吃酒酿、黄酒这些含酒精的食品，因为这些即便加热也很难保证酒精完全挥发掉，会对宝宝造成影响。"

"嗯嗯。"小敏向我借了纸笔慢慢记录下来。

"产后 2~6 个月是恢复身材黄金期，而充分的母乳喂养能够有效帮助身体减少脂肪含量。哺乳 2 小时，平均消耗 300 千卡（kcal）。母乳喂养也是力气活，坚持母乳喂养，每天能够多消耗 1300kcal 能量。这可比你跑几圈所消耗的能量多哟！"我接着说道："这个运动也是个技巧活。一般产后 42 天至 2 个月内是妈妈的恢复期，也是和宝宝的磨合期，这 2 个月身体还在恢复和适应，不宜减肥。不过凯格尔运动就要抓紧时间练起来，可强化在孕期和分娩时被拉伸和延展的盆底肌，预防盆底脱垂，改善大小便失禁问题，还有助于改善性功能，是产后修复的重要方法。接着就是产后 2~4 个月，可酌情进行慢跑、太极拳活动。每天 15~30 分钟，每周 2~3 次。到了产后 4 个多月的时候，就可以试着练习瑜伽、体操、跑步，运动要适量哟。你先按照我教你的方案，尝试一个月看看效果吧。"

"好的医生，希望我能成功瘦下来！"小敏很高兴地离开了。

（刘牡丹　林怡然）

# 产后抑郁，不要大意

"这别人生娃都这样过来的啦，没事看什么医生？"下一位患者还没进门，我就听见门外隐约传来争执声，一名叫漫漫的青年女子满面愁容地和一位 60 岁左右的妇女一起走了进来，只见漫漫她头上还包着头巾，想来是刚出月子没多久，满面愁容地和她婆婆一起走了进来。

"哪里不舒服呀？"我笑着问道。

"生了个大胖小子，好吃好喝的……"婆婆皱眉还在絮絮叨叨。

"阿婆让她自己说可好，您也别太着急，这头一回当妈，总归是紧张的。"我笑着打断了她婆婆的话，眼神示意漫漫自己说。

"我……"漫漫有些局促，许久才小声说道："我也不知道怎么回声，现在真是一听见娃哭闹就觉得心慌，有时候眼泪都止不住地掉。我，我，是不是我没有照顾好宝宝？"

"不是的。"我否定她对自己的批评，解释道："宝宝还小，不会说话，哭闹只是他表达自己需求的一种方式，你不要给自己太大的压力，你已经做得很好了。面对新生的宝宝妈妈手足无措，是一件很正常的事情，产后抑郁不是矫情，你只是有些不知道怎么办才好。"

"真的很常见吗？"漫漫还是有些怀疑，"婆婆常说别人家的孩子照顾得怎么怎么样，我每次听了都感觉自己没做好，我是不是……"

"啊，这……"婆婆有些傻眼，尴尬地解释道："我也是姐妹们平时聚在一起聊聊天，阿强和我说了你心情不太好，我以为是觉得坐月子期间太闷了，想着姐妹们家长里短的也就随便念叨几句。你看晚上娃儿闹腾，我还自己带着睡觉呢！"

"我，我以为你嫌弃我没带好。"漫漫委屈道。

"嗐，这多大点事，小孩子不就是老哭嘛，长大了就好了，回头调皮闹腾，不照样揍几顿，现在就是小而已。"婆婆有些无奈，又有些好笑地说道。

"你看，有些误会说开了就好。带孩子嘛，家里人可以多多沟通一下，不过打孩子还是算了哈，大了也不行。"我笑着开了个玩笑，接着说道："漫漫，为人父母可不需要持证上岗，所以有问题不知道该怎么办很正常，你也不用太担心。首先，最重要的是要保证你自己的心情舒畅。否则，易造成产后抑郁了。"

"嗯嗯！"漫漫脸上也有了些许笑容，神情不似方才那么低落。我又转向漫漫的婆婆说："老人家，您媳妇是新手妈妈，您要多开导、多帮助她。"

"嗯，是的，漫漫，别把自己逼得太紧，适当放松一下。"漫漫的婆婆继续对她说："我们能帮忙的，就让我们帮忙；再帮不过来，也可以找阿姨帮忙。孩子不光是你自己照顾，我们作为家人也会帮你，一起支持你也是很必要的。你也要给自己一些属于自己的时间，一个人带娃，难免有心烦意乱、哄不好的时候，这个时候心情要放轻松，不要强求事事都完美，多听、多看、多问、多沟通，我们一起带好娃！"

"确实，有些时候我不敢问，怕你们觉得我为什么带不好娃。别人家都是那样过来的，看朋友圈里，都是健健康康、快快乐乐，到我这儿反而不行了。"漫漫无奈地叹了口气。

"别人家发出来的朋友圈，自然是和和美美的，但是家家都有本难念的经，你也可以和朋友他们多交流，尤其是要问问遇到困难怎么解决。"我继续说道："别把什么事情都压在心里，偶尔撒个娇，让老公或是婆婆给你分担一些，他们也是很乐意的。"

"嗯呢，漫漫没事，晚上娃我带，你到时候提前准备好母乳存着就行。生孩子是件辛苦事，晚上多睡会儿。我年纪大了，反而觉少。"婆婆笑着拍拍漫漫的肩膀。

"产后这个时期，女性激素水平的波动也很厉害，情绪就容易波动。

就像平时月经前也会觉得情绪暴躁或者低落，这些都是正常的。不过来医院看医生也是应该的，很多人都觉得没什么，但是这个负面情绪积累多了，越看娃越心烦，就成产后抑郁了，白天也就越难受啦。我给你开点中药调理一下，这个哺乳期也可以喝。"我想了想又接着说道："也可以带着宝宝一起出去吃美食，去逛街，去公园，去早教，别天天闷在家里。总之，怎么高兴怎么来。也要和家里人多沟通倾诉，对于一些关于宝宝喂养照顾的问题可以有商有量。总之，产妇开心，宝宝健康，全家舒畅。"

"嗯嗯，谢谢医生！"漫漫和婆婆高兴地离开了。

产后抑郁指女性于产褥期（可能持续整个产褥期，有的甚至持续至幼儿上学前）出现明显抑郁症状或典型的抑郁发作，以情绪低落为主要表现的一组症状群，常会反复发作，严重时常伴自杀。主要的表现有情绪低落、兴趣下降、食欲下降；睡眠减少、感到疲乏或缺乏精力，甚至有自责、内疚、自杀倾向。

产后抑郁症并不可怕，可怕的是人们对它视而不见，任由发展，导致不可挽回的后果。如果在产后觉得自己有情绪低落等倾向了，要及时和家人沟通，获得他们的支持，放松心态，及时就医治疗。

（杜航　林怡然）

# 产后进补宜减负

月月刚生完孩子，每天就是各种炖汤，母乳还没增加多少，她就已经感觉食积，闻见汤味就想吐了。月月老公看不下去，决定拉着自家母亲和月月一起到医院去，看看医生有什么好的建议。

"去什么医院，月子不都是这样过来的嘛？吃得少，宝宝奶水怎么够？"婆婆到了我的诊室里，还在碎碎念，觉得来医院就是花冤枉钱。

我笑着摇摇头解释道："月子是指女性生完孩子之后，需要6～8周的时间去休养，调理身体。坐月子是我国一项自古有之的传统，通过坐月子，并对女性进行相应的饮食等调补，可以让女性在身体恢复的同时，保证母乳的充足。可是月子里可不是光吃才行哟。你看看月月现在闻着味道就想吐，不就是补过头了嘛！"

"那月月坐月子还要注意什么呢？有没有什么需要特别注意的吗？"月月老公赶忙问道。

我不厌其烦地解释道："其实产妇刚生产完，脾胃功能还未完全恢复，乳腺也没有完全畅通，过分滋补则会堵塞乳腺，导致营养过剩。而且产后一周内，也是妈妈生理性涨奶的时期，再加上宝宝食量小，如果过早地去喝各种大补汤，轻则堵奶、涨奶，重则会导致发热，甚至患上乳腺炎。其实'补'是一个循序渐进的过程，没有必要在产后就喝各种补汤，只需每日保持饮食营养均衡即可。合理的饮食还会促进新陈代谢和营养物质的吸收，这才是产后调养身体的正确方法。"

"医生，那这个进补如何循序渐进呢？"月月饶有兴趣地问了一句。我笑了笑说，"我给你们科普一下吧，月子进补大致分8个阶段。"于是，我详细地给他们做了以下的讲解。

### 1. 产后第1～4天

此为排净恶露，伤口愈合期。可以进食肉碎小米粥、鸡丝汤面等清淡易消化的食物。

## 2. 产后第 5 ~ 8 天

此为利水消肿期。可以准备相对清淡的肉汤，如鲫鱼汤、蔬菜汤等，搭配青菜、西红柿等蔬菜；主食可以选择面条、粥、米饭等易消化食物。

## 3. 产后 9 ~ 12 天

此为调理脏器，催生乳汁期。可以服用花生鸡爪汤、红枣粥、牛奶等，以调理脏器，增加泌乳。

## 4. 产后 13 ~ 16 天

此期的主要目标为增加乳汁分泌。可适当补充高蛋白质食物，如猪蹄黄豆花生汤、牛肉汤等。

## 5. 产后第 17 ~ 20 天

此为增强体质，养血补气期。可适当食用红枣、糯米、红豆等养血补气食物；并注意补充维生素及矿物质，可食用香蕉、苹果、橘子等水果。

## 6. 产后 21 ~ 24 天

此为滋补元气，补精补血期。可食用清蒸鱼、黑芝麻糊、山药肉汤、炒羊肉等补元气的食物，有利于新妈妈身体康复。

## 7. 产后 25 ~ 28 天

此为理气补血，健体修身期。可摄入蔬菜、水果，恢复正常饮食，每天摄入蔬菜 400 ~ 500g，水果 200g。

## 8. 产后 29 ~ 42 天

此为美容养颜期。可正常饮食，但要注意控制摄入量，每顿吃八分饱即可，少食多餐，把每天的总食用量分成 6 次进食。这种进餐方式既能增加营养摄入，保证乳汁分泌，又不会令新妈妈体重增长过快。

"这还真的挺有讲究噢！"月月的婆婆听完后感叹了一下，"好吧，月月，以后我尽量按照医生来给你做吃的"。婆婆拍了拍月月。"谢谢！"月月高兴地握住了婆婆的手。"谢谢您，医生！"小夫妻俩高兴地向我致谢后，扶着婆婆离开了诊室。

（鲍丽飞　林怡然）

# 母乳喂养的是与非

母乳是妈妈给孩子最珍贵的礼物，它不仅是孩子的口粮，也是母子间的一种连接，更是成为母亲的一种人生体验。作为一名优秀的妇产科医生，我认为发挥自己的专业能力做好治病救人就是这份工作的价值和意义。但这一天的出诊，让我意识到向患者传递健康知识也是如此的重要。

小莉是我这天接诊的第一位患者，她是一名舞蹈演员。怀孕期间，她一直都很苦恼，因为她很担心母乳喂养会导致乳房下垂、身材走形，所以一直都在纠结是否选择母乳喂养。了解了她的烦恼后，我首先向她介绍了关于母乳喂养的好处：于新生儿而言，母乳是最完美的食物，包含丰富的蛋白质、脂肪、碳水化合物、维生素和矿物质。除了营养元素外，母乳还含有多种免疫球蛋白和其他抗体，可以帮助宝宝预防人类传染病和其他疾病。母乳喂养不仅可以促进宝宝的健康发育，而且还可以增强母婴之间的情感联系，降低宝宝的死亡风险，并有效预防肥胖、哮喘、糖尿病等慢性疾病的发生。接着，纠正了她对于母乳喂养的错误认知。母乳喂养不会导致乳房下垂、身材走形，反而会促进妈妈身材的恢复。

小莉听了，未置可否，也说了句："医生，我再想想。谢谢！"就转身走出了诊室，虽然她没有告诉我她最后的决定，但是我相信小莉的心中已有答案。

晓晓是接诊的第二位患者，她是一个新手孕妈，预产期是下个月的20号。在即将和宝宝见面的这段时间里，她一直都很焦虑。因为除了要担心宝宝能不能安全生产，还要担心宝宝出生后的喂养问题。在孕期，晓晓了解到"母乳是宝宝的'天然疫苗'"，所以她一直都很希望自己能够进行纯母乳喂养。但随着预产期的临近，她却越来越焦虑，因为她害怕自己没有办法做到纯母乳喂养。"医生，家里人一直在说我太瘦了，让我多吃点，长胖点，以后奶水也充足点。可我……我真的很怕产后乳汁不足。"晓晓愁眉苦脸地说。知道晓晓担心的原因是对母乳喂养的信心不足。于是，我安慰晓晓道："哺乳其实是一个非常自然的过程。在怀孕之后，乳房已经为哺乳做好了充分的准备，因此不需要过度担心。在宝宝出生后，如果没有奶水也不用焦虑，因为只要做到早接触、早吸吮、早开奶，奶水就会自然而然地来了。""我这么瘦……"晓晓还是信心不足。"乳汁是否充足和乳母的营养及食量相关，并不是瘦的人就乳汁不足的。"我安慰了一句，顿了一下，又说："当然，在母乳喂养的过程中，可能会遇到一些问题，例如宝宝哭闹不止、奶水不足、乳头疼痛等，但这些问题并不意味着无法继续母乳喂养，只需要寻求专业支持和建议，并采取适当的措施和方法即可解决。"我建议晓晓在生产前尽可能多地学习和了解母乳喂养的相关知识，同时在婴儿出生后立即开始母乳喂养。同时，也提醒晓晓，如果真的没有办法坚持纯母乳喂养，使用优质的配方奶粉同样可以给宝宝提供良好的营养和保健。在听完我的解释后，晓晓瞬间感到轻松不少，信誓旦旦地表示："医生，我回去好好学习一下！"

芳芳和小志是我接诊的一对小夫妻，他们是一对新手父母，在给宝宝母乳喂养的过程中遇到了不少问题。芳芳问了一个新妈妈常问的问题："医生，最近我家宝宝老是哭，是不是我的奶水不够呀？"

我回答她："这个要具体问题具体分析。其实，认为宝宝哭就是饿了，或者是没吃饱，这样的判断标准是个误区。"看着芳芳疑问的目光，我继续解释："宝宝是否吃饱应根据喂食情况、排便、睡眠、体重增长等情况来综合判断。首先，在喂食次数方面，对于 6 个月内的健康婴儿，每日喂食次数一般为 8～12 次。其次，在喂食过程中，应了解婴儿咂嘴、吐舌、寻觅等进食信号，例如：宝宝饿的时候会自主寻找乳头；喂养时，宝宝会有节律地吸吮并伴有明显的吞咽声；吃饱后，也会自然地将头转开，不再吸吮。在排便方面，宝宝刚出生时尿布每天可能会湿 3～4 次，但随着宝宝的生长，尿量会慢慢增加，每天可以换 6～8 次尿布，这就表示宝宝的饮食量有所增加且喂养充足。"

"噢，看来我们对宝宝还不够了解！"小志挠了挠头，不好意思地说。"新晋的爸爸妈妈跟宝宝接触多了，慢慢就熟悉啦。当然，也要多学习一些知识，这样就能舒心、顺心、开心地养宝宝！"我笑着说。"谢谢医生！"小两口高兴地和我道别。

望着芳芳和小志背影，我意识到科普母乳喂养知识，还需要更多的努力。

（宋丽　林怡然）

# 烦恼的产后汗证

小美缓缓地睁开了眼睛，内心疑惑："咦，自己怎么在医院里了，我刚刚不是还在家里蒸汗来着吗？做梦吗？"

"老婆，醒了？怎么样了？"小美的老公阿强马上起身，摸着小美的脑门温柔地问着。

"这是医院吗？呃，一点力气都没有了，啊，宝宝呢？宝宝呢？"小美四处张望着。

"宝宝在家呢，咱妈带着，没事儿。你刚刚晕倒在厕所里了，喊都喊不醒，咱妈马上打电话叫我回来带你来医院，咱妈都吓坏了，现在在急诊留观，手不动，输着液呢，乖啊！"阿强心疼地望着小美。

"哦，我记得我在家里蒸汗，慢慢地没力气，人就晕过去了。"小美努力地回忆着。

这时医生进来查看小美情况，跟家属说着刚才的检验结果，"钠、钾都稍低一点，你爱人说月子里出汗多，该补的也在补着，说说咋回事？"

"月子里一直出汗，10 月份天气也没有很热，婆婆说通常小宝宝吸奶吸得满头是汗，宝宝都没出汗，我倒是汗湿了一身。这几天在网上看到一个满月汗蒸的说法，说蒸汗把毒素都排出来就好了，所以这两天宝宝睡着了，我就在浴室里蒸汗。今天越发没力气，就晕在浴室里了。"小美低声回应着医生的问话。

"满月汗蒸？呵，哪里看来的……再说这 20 天也没满月，不看适不适应就往自己身上套，唉！"作为医生的我露出无奈神色，又继续说道："你这产后出汗多的症状在中医上来说是产后汗证，今晚先休息好。打完这些补液，观察一下，明天如果没有什么不舒服，我再给你开些中药回家调理。"

第二天，我再来到小美床边问道："小美，怎么样，好点了吧，把手伸出来我把个脉看看。"我微笑着，给小美搭脉。

"输完液体，休息了一晚上，有力气多了，就是我产后老是出汗多的问题，烦请您再帮忙看看。"小美显然比刚醒来的时候精神多了。

"了解了你的情况，结合你的舌苔脉象，面色㿠白，倦怠乏力；舌质淡，苔薄白，脉细弱。月子里是不是有时还会怕风，时而身子发寒，有没有觉得气不够，懒得说话？"我一边记录，一边询问着。

"是、是、是，您说的都有，我老婆最近确实是这样子，后边这两天胃口也变小了。"阿强马上替小美答道。

"产后汗证的一种，是气虚自汗的表现，白天出汗较多，动一动会加重汗出。你这几天还蒸汗，是脱水过多而导致晕厥，经过补液等治疗，目前恢复得不错。我给你开个方子，回家先调理几天，一天一剂，这几天就先别喂奶了。"我给小美开好方子，并再三叮嘱了一些注意事项，特别是让小美别再去做什么"蒸汗"了。还交代阿强，小美产后气虚，可以煲些黄芪羊肉汤或者糯稻根泥鳅汤以食疗。随后，就让小美早点回去休息，嘱其出了月子再过来复诊。

产后汗证分为产后自汗和产后盗汗两种。产妇产后白昼出汗过多，持续不止者，称为"产后自汗"；若寐中出汗甚者湿透衣物，醒来即止者，称为"产后盗汗"。本病以产后出汗量过多和持续时间长为特点。气虚自汗，表现为白天出汗多、动则加剧；阴虚盗汗，表现为睡中出汗、醒后停止。

气虚自汗证，产妇产时耗血伤气、产后身体虚弱，自汗不止，动则加剧，可予黄芪羊肉汤、黄芪党参老鸡汤服用以补益气血。

阴虚盗汗证，因产时失血伤津，气随血伤，可予糯稻根泥鳅汤、虫草水鸭汤服用。

产后出汗虽是产后常见症状，但若汗出过多或日久不止者，严重影响产妇调养及体质的恢复。患者需防气随津脱，变生他疾，故应引起重视并及时就医。

（罗思讨　林怡然）

# 产后恶露不尽，不能随便吃药

"医生，我这个产后恶露还没干净，自己吃了几付生化汤，感觉出血还多了！怎么别人喝了血就干净了？"小美是刚出月子的新手妈妈，头一回当妈也没啥经验，便和自己姐妹小惠求教。听说别人产后喝了生化汤，恶露很快就干净了，便也"以身试法"，没想到反而加重病情，只好赶紧来医院。

我无奈地笑着摇头："如今信息获取方便，别人的经验满天飞，可是别人终究是别人呀。别人有效，你用也一定有效？要是这么好，来医院看病的人也不会那么多啦。"

小惠有些愧疚地拽着小美的衣袖说道："都怪我，我想着这么热的天，要是小美这个恶露早些干净，我们还能去游泳，好好清凉一下。现在看病太麻烦了，又要提前抢号，还要等待很久才能看到。"

"看病麻烦，是因为生病不是一件简单的事情呀，会有很多原因导致这个恶露不干净的。再说，哪有随便喝药的道理，是药三分毒呐。"我语重心长地说道。

"我觉得是生完孩子太虚了，前几天也喝了好几次当归生姜羊肉汤，感觉恶露好像快干净了，结果过两天还是滴滴答答不干净，人也烦躁很多。"小美很是无奈，"这个恶露不干净，总感觉身上黏腻得很，身上有一股子血腥味，难受死了。"

"首先呢，这个产后的恶露，一般持续 4~6 周。恶露分为红色恶露、浆液性恶露、白色恶露。红色恶露颜色鲜红，一般持续 3~5 天；浆液性恶露偏淡红一些，持续 10 天左右；白色恶露则色白黏稠，一般持续 3 周左右。如果恶露很久都不干净，可能是因为宫腔内残留物、宫腔感染、子宫复旧不良等因素而导致的。"我慢慢解释道："对了，你现在是有母乳喂养着吧。"

"嗯嗯。"小美点点头："幸好我乳汁倒是足够。"

"先做做 B 超，看一下宫内的情况；再查个血，你脸色差一点，看看有没有贫血什么的。"我很快开好单子。

小美和小惠动作很快，一个多小时，检查结果就回来了。

"还好，B 超问题不大，有点贫血，那就先吃点中药调理一下，把血止住吧。"我看着她们拿回来的检查结果说道："最近比较烦躁是吧，晚上睡得怎么样呀？"

"隔两小时就要起来喂一次奶。"小美说着深深叹了口气，"而且梦多，感觉没睡很久，但老是做梦。最近也没什么胃口，觉得口苦，吃不下什么东西。要不是需要喂奶，我可是一点都不想吃。"

"你现在这个情况，还是有热象，不能算是完全的虚证哟，所以那些什么补的汤就不要喝了，饮食清淡有营养就可以了。生化汤虽说是治疗产后病的良方，但也不是生完了不管啥问题都喝呀。中医还是讲究辨证论治的。"我慢慢解释道："从中医角度来说呢，气血不足、血热、血瘀是恶露不净的主要原因，但看你舌质偏红一些，舌苔微黄偏厚，还是有热象的。"

"那这个恶露没干净的时候，还有什么要注意的呢？"小美问道。

"要及时更换透气的内衣裤，更换卫生巾。注意私密处的清洁与干燥，防止发生感染。对了，产后2个月内还是要禁止同房的哟，克制一下！"我接着说："最近夏天，大家都喜欢游泳消暑，但是你还是不要去。因为还在出血期间，游泳容易导致感染。"

"嗯嗯，我一定看住小美，坚决不让她下水。"小惠调皮地敬了个礼，语气郑重："有问题找医生，坚决不要随便相信别人和网络了！"

（罗思讨　林怡然）

# 产后发热，艾灸也退热

27岁的小刘在月子里被妈妈和婆婆细心地照顾着一切生活起居，一家人沉浸在幸福的气氛中。然而小刘却病了，持续低热，体温一直在37.8～38.3℃徘徊，一家人祥和的气氛被打破了。婆婆由于担心小刘发热，奶水不适合喂养宝宝，抱着哭闹着要吃奶的宝宝不停地哄；小刘想着用冰袋冷敷额头，被妈妈阻止了，说是月子里不能碰冰冷的东西，家里乱成一锅粥……

正在这时，小刘的丈夫回来了，他首先安抚好大家的情绪，让婆婆冲奶粉给宝宝喝，照顾好宝宝，自己马上把妻子小刘带到附近的医院看病去了。医生详细询问了病史，原来小刘在月子里太热，晚上开了空调睡觉，夜间宝宝哭闹，急着起来哄了几次宝宝，没做好保暖工作。除了持续低热，还有点鼻塞，时有打喷嚏。医生给她做了体格检查后，又开出化验单，让小刘进行相关检查，结果很快就出来了。医生告诉夫妻二人，现在小刘在哺乳，这次发热主要原因是产后抵抗力低，开空调受了凉而引起的外感，超过 38.5℃可以口服布洛芬缓释片，但是要暂停给宝宝哺乳。小刘一听急忙拒绝了，她希望不要吃药。医生又继续说，到现在体温属于低热范围，可以试一下中医外治法退热，小刘马上点头答应……原来医生说的退热中医外治法是艾灸，经过大概半小时的艾灸，小刘鼻子通了，整个人感觉精神许多，喝了杯温开水，休息过后再测体温是 36.9℃，果然退热了，表示感谢后，夫妻二人安心地回家去了。

产后发热原因主要有三种：一是产褥感染；二是乳汁淤积；三是产后外感发热。不同原因引起的发热，处理方法也不一样。小刘发热就属于产后外感发热。

艾灸也可以退热？

很多人都不太理解，都发热了还艾灸，不是火上浇油吗？其实不然，艾灸疗法是以热引热，把体表的经络、毛窍、皮肤、毛孔全部开放之后，体内的内热、瘀热或者邪热就散出去了。小刘感冒因为感了风寒，风寒把身体的毛窍都闭住了，热宣不出来，所以就会发热。通过艾灸，可以把体表的毛窍打开，祛除寒气。体表毛窍打开之后，身体的郁热就散出来，身体郁热一散出来，感冒就好了。

实际上艾灸退热在古医籍中有不少记载，其中《扁鹊心书》中记载："妇人产后热不退，恐渐成痨瘵，急灸脐下三百壮。"李梴的《医学入门》

说："虚者灸之，使火气以助元阳也；实者灸之，使实邪随火气而发散也；寒者灸之，使其气复温也；热者灸之，引郁热之气外发，火就燥之义也。"

艾灸退热选择哪些部位呢？主要穴位可以选用大椎、风池、肺俞、外关、涌泉，根据患者症状进行加减选穴。大椎穴在第 7 颈椎棘突下凹陷处，是督脉与身体十二正经中所有阳经的交会点，总督一身之阳，是解表退热的常用穴。风池穴用于头目、耳鼻、外感等疾患，如可治疗头痛、发热、头晕、目赤肿痛等病症。肺俞穴位于背部，在第 3 胸椎棘突下，旁开 1.5 寸，属足太阳膀胱经，具有调补肺气、补虚清热的功效。外关穴位于腕背侧远端横纹上 2 寸，在尺骨与桡骨间隙的中点，此穴与内关相对，具有解表清热、聪耳明目的功效。涌泉穴位于足底部，蜷足时足前部凹陷处，在足底第 2、3 跖趾缝纹头端与足跟连线的前 1/3 与后 2/3 交点上，是足少阴肾经的常用腧穴之一，艾灸涌泉可引热下行、引火归原，达到退热的治疗效果。

值得注意的是，持续发热或者高热应尽快就诊，不可单纯通过艾灸、按摩等方式缓解。艾灸疗法退热，需要在专业中医医生通过望、闻、问、切进行辨证分析后运用。

（甘超群　朱敏）

# 例假迟迟不报到

27 岁的小刘结婚两年，终于在家里人的满心期待下怀孕了，今年喜得贵子，家里人开心极了。很快宝宝就 6 个月了，小刘想起生产后自己的例假还没有来过，之前听妈妈说她生孩子那会儿两三个月就有例假来了，自己已经等了 6 个月还没有来，不知道是怎么回事。

于是小刘在老公的陪同下，来妇科门诊找到了我。我询问过病史后，问小刘产后有没有性生活，有没有采取避孕措施，小刘不解地回答道："医生我产后还在哺乳，都还没有来过月经，怎么可能会怀孕呢？还需要避孕吗？"我告诉她，产后没有来月经，也可能会排卵，如果排卵期没有采取避孕措施就同房，是有可能怀孕的。

小刘心里立刻慌了，因为她一直以为产后只要没有来月经，同房不避孕也不会怀孕。她偷偷瞟了一眼老公，老公也不好意思地低下了头。我看他们面面相觑，安慰道："排除怀孕因素，产后 6 个月没有来月经也正常，不哺乳的产妇通常在产后 2~4 个月来月经，母乳喂养的产妇由于激素影响，通常在产后 6~8 个月来月经，部分产妇母乳喂养时间比较长，有可能产后一年甚至一年半来月经，都属于正常情况。不过有没有怀孕，我还不敢给您下定论，先完善一下检查，看看到底是什么情况。"小刘夫妻二人按照开的检查项目进行了相关检查后，忐忑地把检查结果交给医生。

我一边看小刘的检查结果，一边和小刘解释道："各项检查结果显示您是没有怀孕的，您可以放心了。"

"哺乳期是女性一个特殊的生理时期，产后体质虚弱，身体需要慢慢恢复。人工喂养的产妇，体内的激素水平很快会恢复到正常，有 40% 的女性在产后 6 周左右就恢复排卵、来月经，这种女性可能是因为不愿意母乳喂养，或者是因为患某种疾病不适合母乳喂养，所以恢复月经的时间会比较早。而在母乳喂养的产妇中，约 25% 的人会在产后 12 周左右恢复排卵，但大多数会在 18 周才完全恢复排卵。母乳喂养和人工喂养相比，恢复排卵的时间较晚是什么原因呢？一般来说，在哺乳期里，产妇分泌乳汁全靠泌乳素的功劳。宝宝吮吸时，会促进泌乳素的分泌，而泌乳素又会抑制雌激素的分泌，从而抑制了卵泡的形成，卵泡形成不了，排不了卵，当然也就没有月经来潮。随着时间的推移，泌乳素水平回落，乳汁逐渐减少，体内各项激素水平回归正常的周期性分泌，卵巢恢复排卵，子宫内膜会在激素作用下发生周期性变化，会表现为来月经。由于每个人的体质存在一定的差异，所以来月经的时间也不相同。虽然大多数人都认为月经恢复得早，产妇的身体素质及身体各方面恢复要相对好一些，但其实只要在正常时间内月经周期恢复，都是属于正常的现象。"

小刘夫妇听完后仍然心有余悸。见状，我继续安慰道：

"一般来说，如果围产期（产时或者产后）有大出血病史的产妇，产后迟迟不来月经，且经常有潮热、盗汗等症状，建议尽早到医院就诊，排除一下席汉综合征，必要时进行相关治疗。另外还需要注意的是，先排卵再有月经，卵巢恢复排卵时，同房就有可能受孕。所以在哺乳期时，没有月经不等于没有排卵。为了避免非计划妊娠，对哺乳期妇女造成身心方面的不良影响，产后避孕需要从恢复性生活开始，可以使用避孕套避孕，正确使用避孕套避孕是安全、有效的，所以你们一定要做好避孕措施。"

小刘夫妇这才把悬着的心放下。我又交代了夫妻二人一些注意事项，小刘向我表示感谢后，终于安心回家了。

（甘超群　朱文媛）

# 漫谈"社交癌"

## —— 漏尿

压力性尿失禁是泌尿系统常见疾病之一，人们称之为一种不致命的"癌症"，谈之色变。尿失禁是世界五大慢性疾病之一，是指在意识到需要排尿时无法控制自己的膀胱，导致尿液突然流出或渗漏的情况。尿失禁可分为压力性、痉挛性、溢流性、功能性和混合型等几种类型。其中，压力性尿失禁是尿失禁最常见的类型，占总数的 40%～50%。在女性中发病率很高，常常令人陷入尴尬的境地，严重影响正常工作、生活及社交活动，也因此有"社交癌"的称号。

小红今年 30 岁，是一个活泼开朗的职场女性，三年内完成了"三年抱俩"的生孩任务。由于职场竞争压力大，在她生产完二胎 2 个月后就回到了工作岗位上。她在公司的人缘也非常好，常常参加各种聚会和活动。然而，在一次公司的年终晚宴上，小红却遭遇了尿失禁的尴尬。当时，小红正在与同事们热烈地聊天，突然感觉到下体湿润。原来，她尿失禁了。尽管她尽力想控制住，但仍然难以收拾。在同事们投来异样的目光后，小红赶紧找了个借口离开了餐桌。回到家后，小红开始反思这个问题。她曾经觉得自己还太年轻，不可能会遇到尿失禁的困扰。但现实告诉她，这种问题并不分年龄。

这天她找到了我寻求帮助："医生，我总是不自觉地漏尿，咳嗽、喷嚏甚至大笑时都漏。漏尿真的很痛苦，身上总有尿骚味，我都不敢出门，有没有办法治呀？"经过检查，我告诉小红："您的问题属于压力性尿失禁。一旦发现自己有尿失禁的症状后，您就积极来医院就诊，这是非常正确的。一般来说，怀孕和分娩容易导致盆底肌松弛或盆底功能下降，从而引发漏尿，通常表现为打喷嚏、咳嗽、跑跳等活动时会有尿液漏出来。严重的压力性尿失禁可能需要手术治疗。因此，产后在专业医生的指导下进行盆底康复治疗十分必要，只有这样才能尽早摆脱尿失禁的烦恼。"

望着小红迷惑的神情，我进一步跟她解释道："简单来说，压力性尿失禁是由于各种因素导致盆底肌肉松弛，进而引起尿道控尿能力降低。根据临床症状，可以简单分为轻、中、重三度。"

轻度：在一般活动及夜间不会出现尿失禁现象，只有在腹压增加时会偶有尿失禁的表现，无需使用尿垫。

中度：在腹压增加和做起立活动时，会有频繁的尿失禁现象。日常生活中通常需要佩戴尿垫。

重度：会对患者的生活和工作可造成严重影响，患者在平常起立活动或者体位出现变化时就会出现明显的尿失禁症状。

不同程度压力性尿失禁的治疗方法是不同的，因此治疗的第一步，需要通过临床表现、压力试验、排尿日记、尿流动力学等辅助检查对病情做出正确的判定。临床上针对压力性尿失禁，可采用盆底肌锻炼、盆底电刺激、膀胱训练等非手术治疗。盆底肌运动又称为凯格尔运动，是一种简单易行、无不良反应、非手术和非药物的治疗方法，主要是训练轻、中度压力性尿失禁患者盆底肌肉的强度、张力和耐力。此外，也可采用手术治疗。其治疗方式很多，目前比较公认的经阴道无张力尿道中段悬吊术，仅需做一个 1cm 切口，从阴道内置入生物合成吊带即可，该手术简便易行，损伤小，恢复快，日益成为手术治疗压力性尿失禁的首选。

虽然尿失禁是一种很麻烦的疾病，一部分人并不太重视，认为漏点尿是正常现象，没必要看医生；也有人觉得尿失禁让人难以启齿，不好意思向外诉说。其实，尿失禁不是小毛病。女性经常遗尿、漏尿，可能会引起湿疹、褥疮、皮肤感染及泌尿系统炎症，还能引起女性焦虑、尴尬和沮丧等不良情绪。因身上有异味，还会严重影响与朋友、家人的正常社交活动，这也是为什么将尿失禁称为"社交癌"的原因。

最后，我告诉小红，对于女性压力性尿失禁的预防，主要以增强体质为主。如改变不良生活方式，注意日常饮食；可以根据实际情况选择适合自己的运动，如瑜伽、慢跑；平常注意日常防护，避免咳嗽、便秘、肥胖等，减少压力性尿失禁的发病因素。对于产妇而言，在产后、甚至在日常生活中及时进行盆底肌训练，或采用盆底治疗联合盆底肌训练的方式，增强盆底肌的功能，减少压力性尿失禁的发生。

小红听完我的建议后，遵循我为她制定的治疗计划，跟着康复师练习盆底肌肉。同时，在我的建议下，小红还改变了自己的生活方式，开始有计划地喝水，以避免饮水过多引起排尿频繁；同时控制了自己的咖啡因和酒精摄入，因为这些食物会增加排尿次数和对盆底肌的损害。

经过干预治疗，小红的尿失禁症状逐渐得到改善，生活质量得到了保证，她再也没有体验到之前那种尴尬且难以控制的窘境了。

（简乐乐　朱文媛）

# 盆底青春的永动机

## —— 凯格尔运动

　　35岁的小芳是一位二胎妈妈，最近她特别苦恼。因为在生完二宝后，发现自己存在漏尿这个难以启齿的问题。尤其是在咳嗽和打喷嚏时，尿液会不受控制地溢出。开始她没有特别在意，因为她觉得尿失禁这种问题在老年人身上才会出现，而且自己上一胎很快就恢复了，所以相信这一次也是可以很快恢复的。但随着时间的推移，她发现这个问题并没有得到改善，反而越来越严重了。就在前几天和家人在外面吃饭时，她发现自己竟然"尿裤子"了。

　　自那以后，她日常都会用护垫来避免这种尴尬情况的出现，但这个问题也非常影响她的生活和社交，以至于现在她不敢和同事有太近的距离，生怕别人闻到自己身上的尿骚味。为此，在朋友的介绍下，她来到诊室向我表达了自己的烦恼，希望能够帮助她解决这个问题。

　　在听完小芳的描述和进行相关检查后，我告诉小芳她这是尿失禁，属于女性盆底障碍性疾病，导致她出现这一情况的罪魁祸首就是盆底肌群松弛。小芳疑惑不解："医生，这和盆底肌有什么关系？"

　　"盆底肌就像一张有弹性的吊床，将尿道、膀胱、阴道、子宫、直肠等脏器紧紧吊住，维持正常位置，发挥其功能。但受生育、手术等因素的影响，盆底肌的弹性会变差，容易导致尿失禁、性生活障碍等问题的出现；而且随着年龄的增长，这些问题会更加明显。"小芳意识到自己生完小孩后一直都没有重视对盆底肌的锻炼，而且在漏尿初期自己还不以为然，这让她感到懊悔不已。而此时，我读懂了她的小心思，向她介绍了凯格尔运动。

"凯格尔运动是一种通过锻炼盆底肌肉来帮助强化盆底肌肉的神奇方法，能够有效预防和改善自己遇到的这些问题。孕妈、产妇等都是进行凯格尔运动锻炼的最佳人群，孕妈从孕期就开始进行凯格尔运动，可以舒缓紧张和沉重的身体，增加阴道顺产率，减少难产和会阴侧切的风险。对于产妇，可以强化在孕期和分娩时被拉伸和延展的盆底肌，预防盆底脱垂，改善大小便失禁问题，还有助于改善性功能。"

为了让小芳更好地掌握凯格尔运动的技巧，我邀请她进行了一次实战演练。首先，我让小芳先去上一下厕所，排空膀胱。接着，我让小芳尝试感受自己的盆底肌。我叮嘱道："凯格尔成功的第一步，是需要你去发现和确认盆底肌，它们是环绕在阴道和肛门周围的肌肉群。"

开始锻炼时，小芳感到有些迷茫。这时，我提醒她：就是在小便过程中突然中断，夹断尿流终止排尿感受到的收紧的那块肌肉就是盆底肌。或者也可以将一根手指放在阴道内，收紧阴道，即可感到手指被周围肌肉包裹挤压，这部分肌肉就是盆底肌。小芳这才恍然大悟。

随后，我开始讲解凯格尔运动的步骤："第一步是收缩盆底肌肉，感觉像是在往上提拉自己的会阴；第二步则是保持收缩状态，不要屏住呼吸，同时尽量不紧绷大腿和臀部肌肉，持续3～5秒钟；最后，缓慢松开肌肉，放松10秒，以保证肌肉得到足够的休息时间。这个过程可以重复进行10次，每天2～3次，效果将会逐渐显现。"

最后，我告诉小芳，凯格尔运动无需刻意选择地点，更不需要大张旗鼓地练，重要的是掌握正确地收缩、放松方法，并在生活中养成训练习惯，比如等公交车、开会、休息放松的时候都可以悄悄进行。另外注意，做凯格尔运动不要着急看到效果，起码要坚持4～6周才能初见成效。

　　于是，小芳开始了她的"凯格尔运动之旅"。刚开始时，她并没有感到任何效果，甚至质疑自己是否在正确地锻炼。但是，在经过几个星期的坚持后，她发现去厕所的次数明显减少了，而且性生活也变得更加愉悦了，这让她对凯格尔运动的神奇力量充满信心。

　　虽然针对盆底肌松弛的治疗方法有很多，但是凯格尔运动是最经济有效的一种。凯格尔运动需要长期坚持，但只要坚持锻炼就会看到效果。经过几个月的锻炼后，小芳的盆底肌肉已经变得紧实有力了许多，不再担心尿失禁、性生活障碍等问题。她也开始向身边的朋友们推荐凯格尔运动，并告诉大家，保护盆底肌群不仅是照顾自己生殖健康的重要举措，更是对自己盆底肌保持青春活力的保护。

（宋丽　朱文媛）

# 更美好的性

　　宝宝安然降生，难熬的10个月的禁欲生活眼看也要结束了，正在坐月子的小芳觉得自己顺产恢复比较快，此时的"性趣"开始复苏，小芳的老公也显得有些迫不及待！是啊，终于卸货了，终于可以享受鱼水之欢啦，小芳耐不住丈夫的"纠缠"同房了，但两人万万没想到，事后因为阴道撕裂大出血住进了医院。

　　作为主管医生，我仔细了解病情后才知道小芳是因为产后过早同房，导致会阴侧切术口裂开。小芳事后就很后悔懊恼，满脸疑惑地询问我：

"产后多久才能同房呢？"

我耐心地解答："一般情况下，产后 42 天到医院经过检查，新妈妈生殖系统恢复正常后，方可与丈夫'亲密接触'。此外，产后恶露一般持续 3 周，这也意味着新妈妈的身体正在逐渐恢复、愈合。当恶露排净或者不再为鲜红色、逐渐变白时，意味着子宫恢复得很好。但如果产后 42 天检查，发现恶露未净、会阴伤口有触痛或子宫偏大、复旧欠佳时，仍应暂缓性生活，待再次体检正常后方可恢复。"

"所以每一位新妈妈产后不能过早开启'性'福生活。部分人认为，只要恶露干净就能开始性生活，然而太早同房可能引起生殖器官感染。因为产后子宫颈处于充血和水肿状态，宫颈管宽且宫颈壁薄，一般生完孩子 10 天左右宫颈口才关闭；还有胎盘植入或剖宫产的，需 6～8 个星期才能完全愈合；再加上生孩子时消耗大量的体力和精力，身体虚弱且抵抗力差，若过早同房易把致病菌带入，子宫内膜创面愈合受到影响，延长恶露排出时间，易引发多种妇科疾病，如阴道炎、输卵管炎以及子宫内膜炎、输卵管炎、盆腔结缔组织炎及月经不调等妇科疾病。"

"产后这段时间内的阴道壁黏膜软弱，产程时的会阴裂伤、阴道裂伤及宫颈撕裂等缝合术口，或会阴侧切术口，需要时间愈合，过早的性生活会影响伤口愈合，甚至出现术口开裂大出血。此外，生产后，体内雌激素水平低，阴道黏膜平坦且皱襞少，性兴奋并不高涨，阴道分泌物少且弹性差，即使外阴阴道无术口，过早同房也可能损害阴道或引起阴道撕裂，进而导致大出血。"

听完我的讲解，小芳和她丈夫都很后悔当初没好好听医生的话，但值得庆幸的是小芳就医及时。但小芳仍然眉头紧锁，问道："那我现在哺乳期，需要避孕吗？"

我说完后严肃叮嘱道："一定、一定、一定要避孕。很多新妈妈认为自己产后还没恢复排卵就不需要避孕。这可是个误区哦，产后没来月经也会排卵，且相对容易受孕。而且产后短时间内的再次妊娠对女性身体的伤害是非常大的。建议产后 18~24 个月后再考虑二次怀孕比较好。"小芳夫妇的困惑已经解决，两天后两人开心地出院。

久旱逢甘霖，本应是和谐地奏响爱的乐曲，却敌不过很多因素的困扰，而插曲重重，毫无快感。

小美同样也是一位新妈妈，已经产后 6 个月了，但她还没和她丈夫亲热过。事实上，她丈夫已经暗示过很多次了，小美每次都拒绝。小美自己也很苦恼，不知道问题出在哪里。我在门诊接诊了小美，分析了她的情况。我告诉小美："您这属于产后性冷淡。"

产后性冷淡的原因有以下几点：

### 1. 激素原因

妈妈在哺乳期时，体内泌乳素高涨，泌乳素会抑制每个月的排卵和雌激素、孕激素，从而导致性欲低下。再加上阴道还未恢复到孕前状态，此时的阴道缺乏弹性与延展性，这会让妈妈在性生活过程中不舒服，甚至疼痛。

### 2. 心理原因

妈妈在产后照顾小宝宝时会遇到各种困难，有种力不从心的感觉，这种挫败感会使妈妈情绪低落。同时，如果避孕措施不当，妈妈会害怕再次怀孕。在多重忧虑下，妈妈的性欲会降低。

### 3. 身体劳累

新生宝宝每 2~3 小时就要喂一次奶，妈妈的睡眠被切割成碎片，日日夜夜得不到充分休息的妈妈身心俱疲。

### 4. 生殖系统疾病

有的妈妈在产后并发了子宫内膜异位症或慢性盆腔炎等妇科病，性交时会出现不适。

小美终于知道自己的问题出在哪里了，但又不知道如何解决，她再次询问道："难道只能等宝宝长大之后，我和丈夫才能同房吗？"我明白小美的担忧，给了她几点建议：首先，产后及时到门诊复查，一是看产后恢复的情况，二是为夫妻生活做好准备；其次，积极锻炼盆底肌，让"爱情肌"更有感觉。此外，重视产后修复，让自己的形体等方面恢复到产前状态，人自信了，性趣自然高。

小美老公在一旁认真听完后，询问道："那我能帮到我老婆什么呢，医生？"我笑着说，你任务可重了，而且至关重要。首先为妻子分担照顾孩子的任务，让她感受到孩子是两个人的；多与妻子沟通，避免妻子产后抑郁。其次，在同房的时候要增加对妻子的关怀，一定要温柔，切勿操之过急。从生理和心理上调整好状态，相信你们会平衡好一切外部因素，重新找回那久违的温柔。

小美老公豁然开朗，回家后主动帮忙分担家务，加倍关心和体贴小美，制造浪漫的气氛，最终和小美奏响爱的乐曲。

（骆思艳　朱文媛）